"十四五"国家重点出版物出版规划项目

国家临床医学研究协同创新战略联盟权威推荐

健康中国·疾病管理丛书

牙体及牙列缺损

管理手册

主编　陈吉华

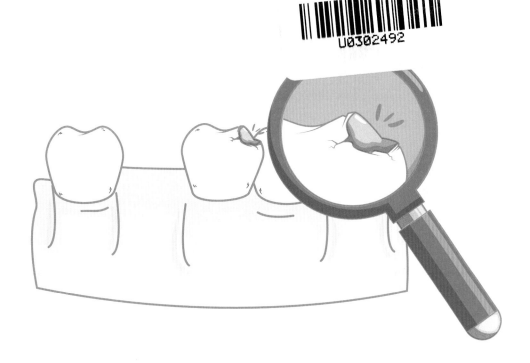

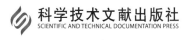

科学技术文献出版社

SCIENTIFIC AND TECHNICAL DOCUMENTATION PRESS

·北京·

图书在版编目（CIP）数据

牙体及牙列缺损管理手册 / 陈吉华主编. —北京：科学技术文献出版社，2024.4
ISBN 978-7-5235-1193-0

Ⅰ. ①牙…　Ⅱ. ①陈…　Ⅲ. ①牙疾病—诊疗—手册　Ⅳ. ① R781-62

中国国家版本馆 CIP 数据核字（2024）第 045082 号

牙体及牙列缺损管理手册

策划编辑: 蔡　霞　邓晓旭　责任编辑: 蔡　霞　责任校对: 王瑞瑞　责任出版: 张志平

出　版　者	科学技术文献出版社
地　　　址	北京市复兴路15号　邮编　100038
编　务　部	（010）58882938，58882087（传真）
发　行　部	（010）58882868，58882870（传真）
邮　购　部	（010）58882873
官 方 网 址	www.stdp.com.cn
发　行　者	科学技术文献出版社发行　全国各地新华书店经销
印　刷　者	北京地大彩印有限公司
版　　　次	2024 年 4 月第 1 版　2024 年 4 月第 1 次印刷
开　　　本	710×1000　1/16
字　　　数	93 千
印　　　张	10
书　　　号	ISBN 978-7-5235-1193-0
定　　　价	49.80元

健康中国·疾病管理丛书
编委会

名誉主编

赵玉沛

编　　委（按姓氏笔画排序）

马　丁　马长生　马良坤　王　刚　王小平　王拥军

王明贵　申昆玲　宁　光　乔　杰　刘志红　刘俊涛

杜奕奇　李　蓉　李兆申　李凌江　杨　帆　吴开春

佟仲生　张冬莹　张伟丽　张陈平　张澍田　陆　林

陈　旭　陈　彪　陈吉华　陈香美　范　利　林　红

周后德　周学东　周智广　郑劲平　赵继宗　郝希山

胡文杰　侯凡凡　施　红　奚　桓　高树庚　唐北沙

曹　丰　曹　彬　梁　敏　董建增　董碧蓉　蔡　军

樊代明

编委会办公室

主　　任　张澍田

副 主 任　尤　红　孔媛媛

秘　　书　刘　茉　焦　月　王　沛

《牙体及牙列缺损管理手册》
编委会

主 编

陈吉华

副主编

王 富 周 唯 牛丽娜

编 委（按姓氏笔画排序）

马 赛 王 富 王迎捷 牛丽娜 方 明

田 敏 冯志宏 孙 翔 李 芳 李 岩

吴 江 张 凌 陈吉华 周 唯 赵 雯

高 婧 黄 鹏 董 岩

健康中国·疾病管理丛书
总序

　　健康是促进人的全面发展的必然要求，是人生命之所系，是全体人民的最大财富。一人健康是立身之本，人民健康是立国之基，对中国极具现实和长远意义。习近平总书记在全国卫生与健康大会上强调，没有全民健康，就没有全面小康，要把人民健康放在优先发展战略地位，努力全方位全周期保障人民健康。为积极应对当前突出健康问题，采取有效干预措施，进一步提高人民健康水平，中共中央、国务院制定《"健康中国 2030"规划纲要》，从"五位一体"总体布局和"四个全面"战略布局出发，对当前和今后一个时期更好保障人民健康做出了制度性安排。党的二十大再次强调推进健康中国建设，明确指出人民健康是民族昌盛和国家强盛的重要标志，把保障人民健康放在优先发展的战略位置。

　　习近平总书记在科学家座谈会上将"面向人民生命健康"列为科技工作的"四个面向"之一，为我国医学科技工作提供了根本遵循。历史和现实都充分证明，卫生健康事业发展必须依靠科技创新的引领和推动，保障人类健康离不开科学发展和技术创新。在中国科学院第十九次院士大会、中国工程院第十四次院士大会上，习近平总书记提出，中国要强盛、要复兴，就一定要大力发展科学技术，努力成为世界主要科学中心和创新高地。党的十八大以来，为推动医药卫生科技事业发展，我国着力完善国家创新体系，国家临床医学研究中心作为国家级科技创新基地形成系统布局，在集聚医学创新资源、优化组织模式等方面发挥了积极作用，是卫生与健康领域贯彻落实全国科技创新大会精神的重要举措，整体推进了我国医学科技发展、加快了医学科技成果临床转化和普及推广。

科技创新是科学普及的源头所在，科学普及是科技创新成果的最广泛转化，开展科普可极大推动科研的进步与创新。习近平总书记强调，"科技创新、科学普及是实现创新发展的两翼，要把科学普及放在与科技创新同等重要的位置"。健康中国战略提出，科学普及健康知识，提高全民健康素养水平，是提高居民自我健康管理能力和健康水平最根本、最经济、最有效的措施之一。

为进一步加强健康科普内容的开发与传播力度，提升民众健康素养，促进科技创新，由科技部、国家卫生健康委、中央军委后勤保障部和国家药监局等部门牵头，国家临床医学研究协同创新战略联盟秘书长单位（首都医科大学附属北京友谊医院）组织，联合各国家临床医学研究中心编写出版"健康中国·疾病管理"丛书。

丛书充分发挥各国家临床医学研究中心的特色及学科优势，由多名院士、院长及知名专家领衔编写，聚焦人民群众常见的健康及疾病问题，以常见病种为单位，独立成册。每本书深入浅出地从预防、诊断、治疗、康复和问答等5个方面介绍了疾病相关知识，使读者可以充分了解疾病，建立科学健康观念，做到疾病的早预防、早发现、早诊断、早治疗，改善疾病预后，延长健康寿命年，更好地享受健康幸福生活。丛书注重科学性、实用性及原创性，力争成为国家临床医学研究中心彰显前沿、科学、权威形象的重要窗口以及公众获取健康科普知识的有效渠道。

未来，各国家临床医学研究中心将不断编写分册，纳入更多疾病种类，使更多读者受益。希望相关机构可以紧追信息化时代潮流，利用移动端、电视、广播、互联网等平台，广泛促进"健康中国·疾病管理"丛书在学校、社区及农村的传播，多层次、多渠道地惠及广大公众，帮助其树立科学、先进的健康理念，掌握科学的健康方法和知识，推动健康科普知识的全民普及，共享科技发展成果。

丛书凝聚了各国家临床医学研究中心、各位专家学者和科技工作者的智慧、经验和汗水，借此机会向你们致以衷心的感谢和诚挚的敬意！站在中国发展进程的关键时期，我们迎来"十四五"规划的新征程。

"十四五"是我国开启全面建设社会主义现代化国家新征程的第一个五年，更是推动我国科技创新及卫生健康事业高质量发展的重要历史机遇期。希望医学科普工作立足前沿，坚持发展创新，为推动健康中国建设、实现中华民族伟大复兴的中国梦贡献更大的力量！

科技部社会发展科技司

2023 年 2 月

健康中国·疾病管理丛书
推荐序

2021 年 3 月，习近平总书记在福建省三明市调研时指出，健康是幸福生活最重要的指标，健康是 1，其他是后面的 0，没有 1，再多的 0 也没有意义。"健康是 1"彰显了中国共产党始终不变的"为中国人民谋幸福，为中华民族谋复兴"的初心使命，饱含着以习近平同志为核心的党中央"始终把人民生命安全和身体健康放在第一位"的深沉真挚的人民情怀。

为进一步科学普及健康知识，提高全民健康素养水平，由科技部、国家卫生健康委、中央军委后勤保障部和国家药监局等部门牵头，国家临床医学研究协同创新战略联盟秘书长单位（首都医科大学附属北京友谊医院）组织，联合各国家临床医学研究中心编写"健康中国·疾病管理"丛书。

丛书由各领域知名专家领衔编写，聚焦人民群众常见的健康问题，根据常见病种分类独立成册，充分发挥各国家临床医学研究中心的特色及学科优势，从预防、诊断、治疗、康复和问答等 5 个方面介绍疾病相关知识，使读者可以充分了解疾病，树立健康观念，做到早预防、早发现、早诊断、早治疗，为改善疾病预后、延长健康寿命年提供了重要参考。

丛书凝聚了各国家临床医学研究中心及各位专家学者的智慧、经验和汗水，在此向你们致以衷心的感谢和崇高的敬意！站在"两个一百年"的历史交汇点上，相信医学科技工作者能够立足前沿，坚持发展创新，为推动健康中国建设、实现中华民族伟大复兴的中国梦贡献智慧和力量！

中华医学会会长

中国科学院院士

北京协和医院名誉院长

2023 年 2 月

前 言

口腔是颌面部的重要组成部分，是消化系统的门户，牙齿是人体最坚硬的器官，是咀嚼、发音、美容等功能的结构基础，具有非常重要的生理作用。牙体、牙列缺损及牙列缺失是人类牙齿硬组织不同程度缺损的表现形式，是危害口颌系统功能的直接因素。根据最新公布的第四次全国口腔健康流行病学调查结果显示，我国人民牙体、牙列缺损及牙列缺失十分普遍，发病率非常高，这不仅影响患者的口腔局部功能，也威胁患者的全身健康，严重影响人们身体健康和生活质量。为提高百姓对牙体、牙列缺损及牙列缺失危害性的认识，积极进行针对性防治，最大程度维护人民口腔健康水平，我们在科学技术文献出版社的组织协助下，编写了《牙体及牙列缺损管理手册》一书。

本书根据牙齿缺损程度及相应的修复方式共分为 5 章，系统地介绍了牙体、牙列缺损及牙列缺失的病因、临床表现、危害及修复技术等。在修复技术中，编者不仅介绍了各种修复方式，对每种修复方式的特点、适应证、维护要点等内容也做了较为全面的介绍。尽管每部分内容还没有达到专科教材那样系统、深入，但是作为科普作品，本书能够满足百姓对牙体、牙列各种缺损及其修复技术的了解需求，对指导百姓认识牙体、牙列缺损的危害，提高相关治疗的针对性和有效性，一定会发挥积极作用。

参与本书编写工作的编者，都是常年坚守在临床一线的口腔修复专家，具有非常丰富的临床经验和专业理论知识，选定的每一个问题及其答案都尽力从普通读者角度出发，致力于回答读者关心的每个方面。但由于编写时间、经验有限，本书一定会存在一些不足，希望读者在阅读过程中多提宝贵意见和建议。

目 录 ·············· CONTENTS

第二章　　牙体缺损修复 025

第三章 牙列缺损的修复 **061**

第四章　牙列缺失修复技术 ······························· 093

第一章
牙体及牙列缺损概论

牙体缺损

牙体缺损是指由先天性原因或后天性原因造成牙体硬组织不同程度的破坏或异常。用通俗的话讲，就是牙齿不完整或形态异常。

哪些原因会造成牙体缺损？

龋病

龋齿也就是常说的蛀牙，好发位置是牙齿的窝沟、邻面。龋齿早期很难被发现，主要表现为牙齿变色，出现白斑或黑斑。当龋齿进一步发展时，可能会造成牙齿出现明显的缺损，肉眼可看到"牙洞"，还会出现牙痛的症状。在初期常表现为一过性的冷热刺激痛，随后有可能发展成自发痛、夜间痛等剧烈疼痛，甚至引发牙髓炎症或坏死。龋病发病率高，是造成牙体缺损最主要的原因。

牙外伤

牙齿位于面部的前方，当面部受到外力撞击后，易发生牙齿的折裂，导致不同程度的牙体组织缺损，其中前牙外伤的概率最大。轻者仅伤及前牙的切角和后牙的牙尖，严重者则可导致整个牙冠甚至牙根的折裂，此时患者可表现出明显疼痛而不能触动（图1-1）。因此，在牙齿受伤后一定要尽快就医，以保证最佳的治疗效果。

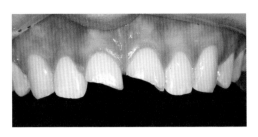

图 1-1　前牙外伤

■ 磨损和磨耗、楔状缺损、酸蚀症

　　牙齿在咀嚼时，由于牙齿与食物之间的摩擦，会发生生理性的磨耗。一些不良的咀嚼习惯，如经常啃食硬物也可造成牙齿的磨耗，其中最常见的就是"瓜子牙"。另外，夜磨牙、紧咬牙等不自主运动也会造成牙齿间过度摩擦和牙体缺损。重度磨损可造成牙齿高度变短，牙齿变薄，牙齿表面高低不平，并可能出现明显的凹坑和锐利的边缘，影响咀嚼功能和关节健康（图 1-2）。

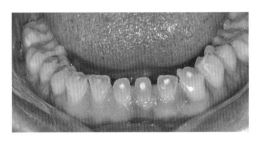

图 1-2　下前牙磨损

　　楔状缺损是指牙颈部硬组织的角形缺损，多发生于唇颊侧，常由不良的刷牙方式造成，如大力的横向"拉锯"式刷牙。另外，不良进食习惯、牙齿排列位置不当等引起牙齿受到异常强度和方向的力也会造成楔状缺损（图 1-3）。

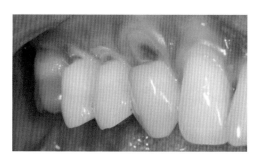

图 1-3　楔状缺损

酸蚀症是指牙齿长期接触酸性物质，表面发生脱钙，继而硬组织逐渐缺损，多见于长期、大量饮用碳酸饮料等酸性及高糖饮品者，或患有消化道疾病而频繁呕吐（如胃食管反流病）的患者。轻度酸蚀症的牙齿可表现为白斑、黄染，重度酸蚀症的牙齿可表现为明显的牙体组织缺损和变色，牙齿表面凹凸不平甚至出现组织的大面积剥脱（图 1-4）。

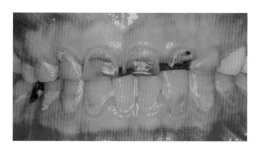

图 1-4　酸蚀症

牙齿发育畸形

牙齿在发育和形成过程中由于一些内在或外在因素的影响造成发育畸形，也会引起牙齿出现结构和形态的异常（图 1-5）。牙齿结构发育畸形包括牙釉质发育不全、牙本质发育不全、四环素牙、氟斑牙等。牙釉质发育不全多表现为牙釉质的部分缺损甚至缺失，因为缺乏牙釉质保护，使相对较脆弱的牙本质也出现缺损及变色。牙本质发育不全是一种遗传性疾病，患者牙本质发生病变，尤其多发于恒牙，患牙临床表现为发生棕黄色改变、釉质缺失、过度磨耗等。四环素牙多因在牙齿发育期间摄入了过度的四环素类药品，使牙齿呈现青灰、黄褐的颜色，重度可伴有牙齿缺损。生活在高氟地区的患者常出现氟斑牙，牙齿表面多呈现为黄白斑，并常伴有牙齿表面的凹凸不平，严重者可有大面积的表面缺损。牙齿形态发育畸形还包括过小牙、锥形牙等。

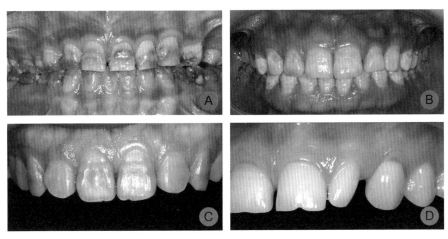

A. 牙釉质发育不全；B. 氟斑牙；C. 四环素牙；D. 过小牙。

图 1-5　牙齿发育畸形

牙体缺损的危害

牙体缺损的范围和程度不同，所造成的影响也不尽相同。

牙本质敏感

牙体缺损发生在较浅的牙釉质层时，患者的自觉症状很轻甚至没有。

牙体缺损达到牙本质内时，可能出现不同程度的敏感症状，如冷、热、酸、甜敏感和咀嚼刺激敏感，即牙本质敏感症。

▌牙髓症状

当缺损发展到牙本质深层甚至牙髓时，可能出现牙髓炎症、坏死，进而引起根尖周病变，此时患者可能出现明显的自发痛和进食时疼痛，大多数患者都会因此选择就医。

▌牙周症状

当牙体缺损累及牙齿邻面时，会破坏接触关系，容易嵌塞食物，轻则为牙龈炎，患者会出现牙龈肿痛的现象，而长期塞牙则会进一步导致牙周炎，严重时甚至会导致牙齿松动。

▌咬合症状

小范围、轻度的牙体缺损对咀嚼功能的影响较小，大范围、严重的牙体缺损会直接影响咀嚼功能。由于患牙缺损导致咀嚼不便或疼痛，患者会经常选择使用另外一侧的牙齿进行咀嚼，长此以往，会造成患者偏侧咀嚼，引起颞下颌关节疾病。如患者双侧牙齿均发生严重的牙体缺损，会导致咀嚼困难，并有可能引发牙齿移位、面下 1/3 高度异常等。

▌对美观及全身的影响

涉及前牙的牙体缺损会直接影响患者的容貌美观、发音，甚至引发心理问题。龋损的残根残冠常成为病灶影响颌骨甚至全身健康，而严重的牙体缺损可使患者难以正常进食，无法嚼烂食物进而加重胃肠道负担，仅能进流食则可能形成全身性的营养不良。

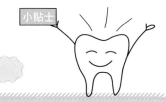

小贴士

时刻监测你的牙齿

想要及时发现自己是否有牙体缺损的问题，就必须要做到时刻监测牙齿的情况。总的来说，牙齿异常的表现可分为外观的改变和感觉的不适两大类。可以通过镜子随时观察自己的牙齿是否有缺损、变色等异常，看不到的地方可让他人帮助或使用专业的口镜观察。一旦发生异常须尽快就医，避免病损进一步发展。有些隐藏在牙缝、牙齿背面或位置较深等不易观察部位的缺损很难被普通人发现，这种缺损经常在引发不适后才被注意到。如吃冷、热食物时牙齿敏感疼痛或发生食物嵌塞，应尽快就医检查。同时，要建立定期口腔检查的习惯。

牙列缺损与缺失

一般而言，完整的牙列有 28 颗牙齿（不包括智齿），牙列缺损指的是有数目不等的牙齿缺失，同时仍余留有天然牙。简言之，就是口内有缺牙，也有真牙。而牙列缺失就是指上颌或下颌所有的牙齿全部丧失。

牙列缺损与缺失的原因与表现

牙列缺损与缺失的临床表现非常直观，就是人们说的"缺牙"。其发病原因包括先天性和后天性两种。遗传、疾病、环境、药物等因素可能会导致牙齿先天性缺失。后天性原因主要包括严重的牙体缺损、牙周炎、外伤、肿瘤等导致的牙齿脱落或无法保留须拔除。

牙列缺损与缺失的危害

牙齿缺失后会出现多方面的危害。

咀嚼功能减退

缺牙越多对咀嚼功能影响越大，长期缺牙未及时修复可能导致邻牙向缺隙方向倾斜移位，咬合面积减少，咀嚼功能下降。当大部分牙齿缺失后，甚至会导致患者完全丧失咀嚼功能（图1-6）。

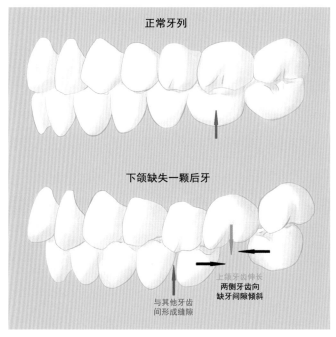

正常牙列

下颌缺失一颗后牙

上颌牙齿伸长
两侧牙齿向缺牙间隙倾斜

与其他牙齿间形成缝隙

图1-6　牙齿缺失后的邻牙移位及对颌牙伸长

■ 影响牙周组织健康

牙齿缺失长期未修复，可能会发生邻牙倾斜，对颌牙失去咬合接触而伸长，剩余牙之间出现间隙，导致食物嵌塞、咬合干扰、牙周组织病变等。

■ 发音功能障碍

前牙缺失导致唇齿音、齿音和舌齿音的发音不清。

■ 影响面容美观

多颗前牙缺失，除了带来缺牙对美观的直接影响外，唇部组织会发生内陷，皮肤皱纹增加；前后牙多数缺失可致咬合支持丧失，面下 1/3 高度变短。以上都会引发面容苍老现象的发生（图 1-7）。

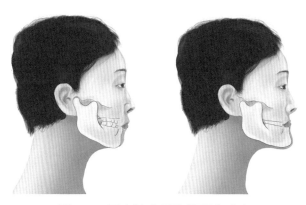

图 1-7　牙齿缺失导致的面容改变

■ 对颞颌关节的影响

咬合干扰造成的咬合关系紊乱、后牙咬合支持丧失、垂直距离降低等可导致颞颌关节病变。

■ 对全身的影响

长期缺牙后咀嚼障碍影响胃肠消化功能和营养摄入，发音和美观障碍影响社交生活、精神健康和心理健康。

缺牙后应该及时镶牙，可根据口腔客观条件采用固定义齿[1]、可摘义齿、种植义齿等方法进行修复，在恢复功能的同时避免进一步损害。

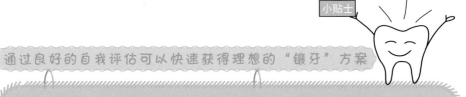

小贴士

通过良好的自我评估可以快速获得理想的"镶牙"方案

每一位"缺牙"的患者在就诊时最关心的问题就是如何选择最适合的"镶牙"方案，甚至通常经过医生的解析，很多患者仍不能当场做出决定并快速进入治疗流程。因此，除了要了解牙齿修复的相关知识，适当的自我评估也有助于更快更好地完成"镶牙"治疗。良好的自我评估包括牙齿缺失情况、对修复效果的要求、全身健康状况、家庭经济状况等。

（1）牙齿缺失情况：通常可摘局部义齿适用于各种类型的牙齿缺失，而固定桥和种植牙则有着较严格的适应证。

（2）明确对修复效果的要求：对修复效果的要求较高时可选择固定桥和种植牙修复，舒适感和美观性都较好。可摘局部义齿的适用范围广，但因体积较大而舒适性较差、美观性能有限且需要频繁取戴，请患者根据自身条件选择。此外，由于制作固定义齿需要磨切正常的天然牙，如果不能接受则需要考虑其他治疗方式。

（3）全身健康状况的评估：尤其是想要种植牙的患者需对全身健康状况进行评估，高血压、心脏病、糖尿病等重大慢性基础疾病，传染病，高龄等都是种植手术的风险因素，需要特别考虑。此外，经济能力也是影响治疗方案的一个因素，目前种植修复的费用可能是可摘局部义齿修复的数倍。

除了以上因素，治疗的依从性、治疗周期要求等也是需要考虑的问题。

---

[1] 义齿：俗称"假牙"。

常见问题，疑问医答

牙掉了，准备镶牙，应该先去哪个科室？

"镶牙"在口腔医学中的术语就是"口腔修复"，只要有"镶牙"的需求，第一次就诊就应该选择口腔修复科。在口腔修复科进行详细的检查，制订综合治疗方案，按照治疗计划，患者可根据需要到其他科室进行相关基础治疗，最后回到口腔修复科完成修复治疗。

镶牙是一个系统工程，就像盖大楼，需要先进行设计，修复设计好之后，有可能需要在其他科室"加固地基"，如治疗剩余牙齿的炎症，拔除松动、无法保留的牙齿，进行必要的牙周处理等。待基础打好之后，回到口腔修复科"盖大楼"——完成镶牙，后期也需要做定期维护和修理，牙齿才能用得长久。

拔牙后多久修复缺牙比较合适？

在拔除牙齿后，需要等待牙槽窝和牙龈的创伤愈合，在通常情况下，拔牙后骨组织的恢复需要 3 个月左右的时间。在此之前，骨组织改建活动比较活跃，缺牙区的组织形态不稳定，过早进行修复易造成修复体与最终缺牙间隙的组织形态不匹配。

对于进行永久修复的患者，建议一般在拔牙后 3 个月左右、创面愈合良好、牙槽嵴吸收趋于稳定时再开始进行修复治疗。对于糖尿病患者、老年患者等，创面愈合慢，则修复时间应根据具体情况顺延。若计划拔除的是个别前牙，可在拔牙前取印模制作即刻义齿，待即刻义齿制作完成后再拔牙，即刻义齿可在拔牙后 1 ～ 2 小时佩戴，作为正式修复前的过渡，可避免长期缺牙造成的不美观和发音障碍。

戴义齿总觉得不舒服，如何解决？

再好的义齿也是"外来物"，和天然牙有不同程度的区别。修复后的不适主要有以下几种。

异物感

可摘局部义齿和全口义齿较为明显。这两类义齿由于制作需要，增加了很多口腔中原本没有的结构（如基托、卡环[1]、连接体等），会给患者带来明显异物感。另外，冠桥和种植义齿的结构虽然与天然牙类似，但与患者已经适应的牙齿形态和口腔感觉仍有细微差别，部分患者会产生一定的异物感。

咀嚼异常

患者佩戴义齿后，咀嚼能力得到一定程度的恢复，通常无法达到天然牙齿的咀嚼效率。经常有患者反映"佩戴义齿后食物嚼不烂"，而这更多地发生在可摘局部义齿和全口义齿修复的患者中。义齿在行使功能时，咬合力的部分或全部由缺牙区牙槽骨负担，这种情况称之为黏膜支持，义

---

[1] 卡环，俗称挂钩。

齿使用时会下沉，因此咀嚼效率较天然牙下降。长期缺牙的患者，咀嚼肌缺乏运动而废用、萎缩，与进食有关的中枢神经也因缺乏刺激而反应迟钝。重建义齿初期，牙齿、肌肉和神经系统功能不够协调，不能很好地发挥咀嚼功能，此时需要患者多加训练、不断适应，才能逐步重建咬合功能，需要注意避免咀嚼过硬或过韧的食物。

▌发音异常

义齿修复后与原本口腔状态不一致，部分义齿部件占用了口腔空间，干扰了口腔中发音组织器官的运动，就会引起发音异常。如活动义齿和全口义齿的基托、卡环，腭杆、腭板，舌杆、舌板结构，缩小了口腔空间，干扰舌体、唇部等参与发音的组织器官的运动，在修复初期可能会造成发音异常。当患者的口腔组织逐渐适应义齿后，发音的问题会逐步得到改善。

▌味觉异常

义齿作为一个"外来"的人工替代体放在口腔中行使功能，也会对味觉产生不同程度的影响。如活动义齿和全口义齿的基托会掩盖住部分味蕾，造成患者对食物的味觉感知下降。全口义齿基托后缘处可影响硬腭、软腭交界处对酸、苦的敏感性。另外，义齿容易对患者心理产生影响，造成不适感，导致中枢性的味觉减退。尤其值得注意的是，选用不合格的义齿材料和不良的修复体形式也可能会明显影响味觉。

由于原本口腔状态的改变，患者在义齿使用初期很可能出现以上各种不适，但多数可以通过逐步适应和医生调整来解决，患者需要做好这方面的准备。

牙齿养护常识

规范的刷牙方法

刷牙能去除牙齿表面的食物残渣、软垢和附着的部分细菌，保持口腔卫生，维护牙齿和牙周组织健康。规范刷牙数小时后，多种细菌可以在清洁的牙面上重新附着，特别是夜间入睡后，唾液分泌减少，口腔自洁作用差，细菌更容易生长。因此，每天至少要刷牙2次，晚上睡前刷牙更重要，每次刷牙时间不少于2分钟。饭后漱口可去除口腔内体积较大的食物残渣，保持口腔清洁。咀嚼无糖口香糖也可以刺激唾液分泌，有助于清新口气、清洁牙齿。推荐采用水平颤动拂刷法（又称"改良巴氏刷牙法"，图1-8），具体操作步骤如下。

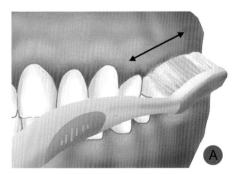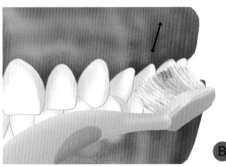

A.（左）刷毛呈45°朝向牙齿、牙龈交界处放置，随后水平颤动；

B.（右）上下拂刷牙齿邻面间隙。

图1-8 规范的刷牙方法：水平颤动拂刷法

1.手持牙刷刷柄，先将刷头放置于口腔内一侧的后牙牙颈部，刷毛与牙长轴约呈 45°，刷毛指向牙根方向（上颌牙向上、下颌牙向下），轻微加压，使刷毛部分进入牙龈与牙齿之间的间隙，部分置于牙龈上。

2.以 2～3 颗牙齿为一组开始刷牙，用短距离水平颤动的往返动作在同一个部位至少刷 10 次，每次水平颤动距离为 3～5 mm，注意力度不要太大。然后将牙刷向牙齿咬合面方向转动，以便拂刷牙齿的邻面间隙。

3.刷完第一个部位之后，将牙刷移至下一组 2～3 颗牙的位置重新放置，注意与第一个部位保持有重叠的区域，继续进行下一个部位的刷牙。

4.刷上前牙的内侧面时，将刷头竖放在牙面上，使前部刷毛接触牙龈边缘，自上而下拂刷。刷下前牙内侧面时，自下而上拂刷。

5.刷咬合面时，刷毛指向咬合面，前后短距离来回刷，注意此时力度应稍加大，以便清洁到牙齿咬合面上较深的不规则窝沟。

刷牙后，牙刷毛间往往粘有食物残渣和细菌，可能导致疾病的传播。刷牙后应用清水冲洗牙刷，并将刷毛上的水分甩干，刷头向上放在口杯中置于通风处。共同生活的家庭必须做到每个人一把牙刷和一个刷牙杯，每人分开放置，以避免经口传染疾病或细菌的交互感染。

牙刷的选择

牙刷毛

刷毛过硬易加速牙齿磨损，故牙刷毛宜软不宜硬，最好选择软而细的优质尼龙丝刷毛，这类刷毛的回弹力好、易干燥、耐磨性更强，刷毛的顶端应选择磨毛呈圆形的，以减少对牙龈的损伤。龋齿患者在正确学习刷牙方法的基础上，可以适当选择中等硬度刷毛的牙刷，以便更好地清除牙齿表面附着的菌斑。

牙刷头

牙刷头宜小不宜大。牙刷头大的牙刷确实刷牙效率高，但遇到牙齿排列不整齐的口腔状况，牙列上的"犄角旮旯"不容易被刷到，会留有死角。尤其是牙列最后端的智齿，受脸颊和智齿后方软组织的阻挡，往往需要使用小刷头的牙刷才能刷干净。当然，牙刷头过小会导致刷牙时间延长，为了兼顾效果和效率，如果没有严重牙齿排列不齐状况，可以选择长度约为 2 颗磨牙长度的牙刷头。

随着牙刷的使用，牙刷毛会磨损、变形，降低刷牙效率，建议每 3 ～ 4 个月更换一把牙刷。如果发现牙刷毛变形、大面积弯曲或者彩色刷毛颜色变淡，建议立即更换牙刷。

近年来，电动牙刷越来越流行，那么电动牙刷的刷牙效率一定比传统牙刷要好吗？其实，如果能坚持使用正确、规范的刷牙方法，每次刷牙持续足够时间，传统牙刷完全可以达到很好的清洁效果，特别是对于排列不齐的牙齿、有缺失的牙列、产生空隙的牙齿，传统牙刷的清洁效果更优于电动牙刷。电动牙刷的优势是：协助手运动不灵活的残障人士或老年人刷牙；对刷牙缺乏耐心的人来说，电动牙刷附带的计时功能能够帮助他们刷够时间；对于到了学习刷牙年纪的小朋友，电动牙刷能够增加刷牙的乐趣，有助于从小养成保持口腔清洁的好习惯。

牙膏的选择

普通人群最好选择正规企业生产的含氟牙膏，适量的氟化物可以有效降低龋齿的发生率，特别适合有患龋可能的人群。当然，若人体摄入氟化物过多也不利于健康，高氟地区人群不适合使用含氟牙膏。此外，学龄前儿童吞咽功能不健全，刷牙不够熟练，牙缝里常常会残留较多牙膏，甚至会咽下漱口水，因此，普通含氟牙膏不适用于学龄前儿童，应给学龄前儿童选择无氟或低氟的儿童专用牙膏。

需要提醒的是，在没有牙医指导的情况下，请勿盲目选择功能性牙膏，尤其是声称具有止血、消炎功效的牙膏。牙龈出血、牙龈红肿等症状通常是牙周疾病的表现，应及时到正规口腔机构就诊，进行相应治疗和维护，单纯使用含止血成分的牙膏只能掩盖症状，等严重到出现牙齿松动等症状而不得不到医院就诊时，不仅治疗难度提高、治疗成本增加，往往已经对口腔造成了不可逆的损伤。

定期口腔检查的必要性

全国口腔健康流行病学调查显示，龋病和牙周疾病（如牙龈炎、牙周炎）是危害我国居民口腔健康的两种最常见的疾病。这两种疾病早期多无明显症状，一般不易察觉，等到出现疼痛、牙齿松动等症状时可能已经到了疾病的中期甚至中晚期，治疗很复杂，患者也会遭受更大的痛苦、消耗更多的费用，有时治疗效果还不理想。

建议健康人群每半年到专业口腔机构进行口腔检查，必要时对可疑的部位拍摄 X 线片或做其他专科检查。这样能及时发现口腔疾病，早期治疗，将损害降到最低，治疗效果也比较好，相应的治疗费用也会明显降低。医生还会根据情况采取适当的预防措施，预防未发生的口腔疾病，控制已发生的口腔疾病，其中最常见的措施是洁牙。

洁牙的必要性

正常人的唾液进入口腔后会呈弱碱性，导致钙、磷等成分从唾液中析出，附着于牙齿表面形成沉淀。钙化沉淀形成的粗糙表面会附着大量细菌和软垢，细菌繁殖后代谢的产物会加速钙化并牢固附着在牙面上，逐渐形成牙结石。牙结石中含有的细菌和毒素会刺激牙龈发生炎症，继而出现牙龈红肿、出血、口臭。有炎症的牙龈在牙结石的压迫作用下会逐渐萎缩，导致牙齿之间的缝隙暴露，严重者还会出现牙齿松动等问题。

良好的刷牙习惯能减缓牙结石形成的速度，但不能避免牙结石的产生，更不能去除已经形成的牙结石，因此需定期到专业的口腔机构进行洁牙，每年至少一次。定期洁牙能够保持牙齿坚固和牙龈健康。医生对每一颗牙齿进行洁治的过程，也是最详细的检查过程，往往能够发现一些隐藏的问题。

洁牙通常使用的是超声波器械，在治疗过程中伴随有明显声音，同时可能会有轻微的牙龈出血和牙齿酸麻感，洁牙之后也往往伴有数日的牙齿敏感，这都是正常现象，不会伤及牙龈和牙齿，更不会造成牙缝增大和牙齿松动。越是长期不洁牙，牙周炎越严重，洁牙过程中的不适感也越明显。如果在刷牙时有出血现象，应首先考虑可能是牙结石引起牙龈发炎，应尽快到专业口腔机构检查。

食物嵌塞的处理

食物嵌塞是指食物碎块或纤维在咀嚼过程中嵌入或滞留在相邻牙的间隙内。发生食物嵌塞后会有两牙间发胀、隐痛，牙龈出血，口臭等症状，长期食物嵌塞会导致牙周组织的炎症，造成如牙龈萎缩、龋齿、口臭等一系列问题。据调查，80%以上的成年人存在不同程度的食物嵌塞，随着年龄增大，发生率更高。频繁发生食物嵌塞的话，应该到医院做相应的检查，明确嵌塞的原因和对策。

通常根据嵌塞的方式不同，分为垂直型嵌塞和水平型嵌塞。垂直型嵌塞是指食物从咬合面垂直方向嵌入两颗牙齿之间的间隙内，通常是由牙齿相邻的边缘出现龋坏、牙齿发生倾斜、个别牙齿明显松动等造成的，通过牙医的治疗，能在一定程度上改善。水平型嵌塞是指食物由于唇、颊和舌的压力将食物水平向压向牙齿相邻间隙，多数是由牙龈萎缩导致相邻牙齿之间的空隙增大造成的，这类嵌塞的治疗主要靠患者自己清洁和定期到医院进行牙周健康维护。

以前牙为例，牙齿暴露在口腔中的形状多数呈倒梯形，相邻牙齿之间就会存在三角形的间隙，在正常情况下，这个三角间隙是被牙龈填塞的。前文也提到，牙结石长期存在会导致牙龈萎缩，当去除牙结石之后就会暴露出三角间隙，导致水平性食物嵌塞。也许有读者会想，不去除牙结石不就不会出现三角间隙了吗？事实上，牙结石长期存在不但会导致牙龈萎缩，还会引起牙槽骨的萎缩，最终导致牙齿松动甚至是脱落。所以定期洁牙，避免牙龈萎缩才是防止水平性食物嵌塞的根本措施。

当发生食物嵌塞时，应该怎样及时清理呢？首先推荐使用牙线清理。牙线是用尼龙线、丝线或涤纶线制成的，可有效清洁牙齿邻面间隙处。牙线使用熟练的人可以购买成卷的牙线，将线的两端缠绕在两根食指上，将线压入牙齿的邻面，当线通过邻接最紧的位置之后及时将力量放缓，避免牙线突然压向牙龈造成损伤。之后轻轻将线在唇颊和舌之间来回拉动，通常就能将嵌塞的食物或纤维清除。初学者可以购买牙线棒，这种牙线棒呈弓弦样或弹弓样，牙线固定在塑料弓的两端，更方便使用（图1-9）。当后牙嵌塞时，最好使用弹弓样的牙线棒（图1-10）。如果使用牙线时不小心压伤或划伤牙龈的话，建议用淡盐水、消炎漱口水及时漱口。有条件的话，可以购买冲牙器（也叫"水牙线"）进行牙齿邻面的清洁。这类冲牙器利用高压水流冲洗牙齿邻面的间隙，将嵌塞物冲出来，可以更好地避免牙龈的损伤，同时对牙龈还有一定的按摩作用（图1-11）。有的人习惯使用牙签清除嵌塞物，容易造成牙龈的损伤，通常不做推荐。

义齿修复后常见食物嵌塞。据统计，固定义齿修复后有30%～50%的患者会感觉到固定义齿与天然牙齿之间有食物嵌塞。最常见的原因是固定义齿与天然牙之间接触不紧密或者是接触的位置与天然情况存在较大差异，这种情况往往要拆除固定义齿重新制作。

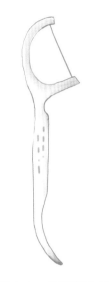

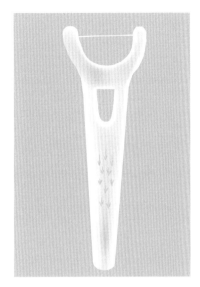

图1-9 前牙用牙线棒 图1-10 后牙用牙线棒

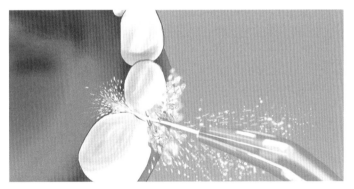

图1-11 冲牙器清洁牙齿邻面间隙

当固定义齿的基牙或者与之相邻的天然牙出现松动或移位，也会有较明显的食物嵌塞，其处理方法要根据情况选择：如果嵌塞不严重且牙齿松动不明显，首选牙线或冲牙器进行清洁维护；如果嵌塞严重但牙齿松动不明显，可以考虑拆除原有固定义齿，将与之相邻的天然牙齿也纳入到固定义齿中，从而消除嵌塞的间隙；如果牙齿松动明显，必要时则需拔除松动牙齿；此外，如果是固定义齿与智齿之间嵌塞的话，通常要将智齿拔除。

可摘义齿修复后，义齿内侧面食物嵌塞的情况也相当普遍，尤其是在牙槽嵴[1]侧面有明显凸点的情况下。义齿的内侧面是刚性的，为了保证义齿能戴到位，义齿内侧面的边缘要比牙槽嵴侧面最凸点还要宽，导致义齿完全就位后，牙槽嵴最凸点朝向牙根方向的一侧，与义齿内侧面之间会存在空隙，进食后研磨的黏性食团会进入义齿的内侧面。这种情况下的食物嵌塞很难避免，通常只能在饭后及时冲洗义齿，清除食物残渣。当然，如果患者能接受的话，也可以通过小手术消除牙槽嵴侧面凸点，然后重新制作可摘义齿，改善食物嵌塞的情况。

老年人口腔卫生维护的注意事项

维护良好的口腔健康对于老年人摄入足量、均衡的营养，从而促进全身健康是至关重要的。按照世界卫生组织标准，80 岁的老人至少应有 20 颗功能牙 (能够正常咀嚼食物，不松动的牙)。人老掉牙不是必然规律，大多数是由于长期患有龋病、牙周疾病等口腔疾病造成的。只要预防和控制口腔疾病，形成良好的口腔卫生习惯，就可以终生拥有一副健康的牙齿。需要特别提醒的是，只要口腔内存留牙齿，就应按照科学的方法坚持刷牙，没牙也要注意清洁口腔。不要轻信口含白酒、花椒等治疗牙齿疼痛的偏方，如牙齿出现问题，要及时到专业口腔医疗机构就诊。即使无明显

---

[1] 牙槽嵴，即"牙床"。

不适，每半年也要去医疗机构做一次口腔健康检查，每年至少洁牙 1 次。

老年人由于牙龈萎缩，牙根暴露于口腔环境，牙根表面易发生龋坏。预防根面龋需要做到以下几点：使用含氟牙膏、保健牙刷，用正确的方法早晚刷牙；有牙齿缺失，造成牙列缺损，应注意将缺损处两侧暴露出的牙面刷干净；对于牙龈萎缩后暴露出来的牙根周围的空隙，应使用专业的"牙缝刷"（图 1-12）进行有效清洁；饭后漱口，有条件者可使用含氟或含消毒成分的漱口水漱口；适当控制各种甜食摄入频率，多吃新鲜蔬菜与瓜果。一旦出现了根面龋应及时治疗。

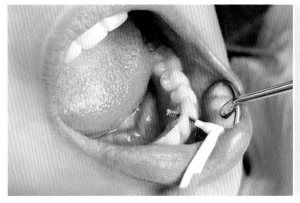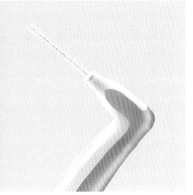

图 1-12　牙缝刷

牙齿敏感，俗称"倒牙"，主要是指对冷、热、酸、甜等刺激产生的短暂而尖锐的疼痛，牙齿敏感通常发生在牙本质层，牙本质层受到刺激会产生明显感觉，在正常情况下，牙本质层外侧有牙釉质保护，从而避免了直接刺激。如果使用刷毛过硬的牙刷、刷牙用力过大、刷牙方法不正确造成牙颈部缺损，或长期咀嚼过硬食物、夜磨牙导致牙齿磨耗，或牙龈萎缩造成牙本质暴露，就会产生牙齿敏感。防治牙齿敏感可以有以下几种方法：①饭后漱口；②减少酸性食物和饮料的摄入；③进食酸性食物和饮料后不要即刻刷牙，应1小时后再刷牙；④选择质量合格的牙刷，采用正确的刷牙方法，避免刷牙时用力过大；⑤使用抗敏感牙膏，如4周后无明显效果，应及时就医。

老年人口腔黏膜疾病高发，应该关注口腔黏膜变化，发现口腔内有2周以上没有愈合的溃疡，口腔黏膜有硬结、白色病损、红色斑块，出现牙痛、牙龈出血等不适症状后要及时就医。如果口腔黏膜长期受到不良刺激或有烟酒不良嗜好，容易发生口腔白斑甚至口腔癌，应早期预防、消除不良刺激、戒除烟酒嗜好，一旦出现疾病症状要及时就诊，做到早发现、早诊断、早治疗。

第二章
牙体缺损修复

根据牙体缺损的程度不同，可以采用不同的修复方法。较小的牙体缺损可以采用口内直接充填治疗，也就是人们常说的"补牙"，常用树脂材料或银汞材料。补牙磨牙量少，在口内直接完成缺损充填，就诊次数少，简便快捷。如果是牙体缺损过大或是经过根管治疗的患牙，由于剩余牙齿较为薄弱，常规补牙不能为患牙提供足够的保护，充填体也容易发生断裂或脱落，此时一般需要先将患牙打磨成一定的外形，然后取模在口外制作修复体，再利用粘接剂将其黏固在预备后的牙体上，来恢复患牙的形态和功能，这种方法被称为牙体缺损的间接修复。

常用的牙体缺损修复体有：嵌体和高嵌体、贴面、全冠、桩核冠。牙体缺损修复体的选择原则是根据牙体缺损的范围和部位，结合抗力和固位的要求，尽量选择创伤性较小的修复方式，同时也要考虑患者的意愿。

嵌体修复技术

嵌体的概念

嵌体是一种嵌入牙体内部，恢复缺损牙体形态和功能的修复体，用通俗的话讲，就是医生根据患牙牙洞的形态，适当修形后，用人工材料制作一个和预备洞相匹配的修复体黏固在缺损部位，达到修复缺损的目的（图 2-1）。与直接充填不同，嵌体是一种在口外制作，用粘接剂或黏固剂固定在牙体缺损区的间接修复体。

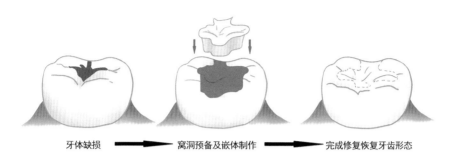

牙体缺损　➡️　窝洞预备及嵌体制作　➡️　完成修复恢复牙齿形态

图 2-1　嵌体修复示意

📖 嵌体修复的优点

　　一般情况下，可以进行充填体修复的牙体缺损都可以采用嵌体修复。由于充填治疗在口内直接完成，受到材料、操作空间及打磨抛光工具限制，而嵌体是在口外完成，有良好的视野和充分的操作时间，可以高度抛光。嵌体修复相较于充填治疗具有以下优势。

▎ 更好地恢复咬合接触关系

　　嵌体为口外制作的修复体，具有充足的时间和工作视野对𬌗面进行"精准雕琢"，较容易恢复正确的𬌗面形态，精度高，可以严丝合缝地置入缺损位置，修复后咀嚼效率更高。

▎ 更好地恢复邻面接触关系

　　嵌体口外制作能恢复良好的邻面外形和接触关系，可以高度抛光。而充填体受口内操作所限，通常难以恢复合适的邻面外形和邻接关系，可能导致食物嵌塞。

█ 具有更好的机械性能和美学性能

合金嵌体比充填采用的银汞合金更加耐用、光洁。瓷嵌体比充填树脂或玻璃离子材料更加美观，具有更为优异的耐腐蚀性和耐磨性。

嵌体修复的临床注意事项

1.嵌体修复时的牙体预备量较充填治疗大。嵌体是口外制作完成后戴入口内的，因此嵌体需要修整牙体缺损的洞形，形成适当外敞的外形，以便于放入嵌体。因此，需要磨削掉少量的健康牙体组织。

2.儿童的年轻恒牙髓腔宽大，需要制作嵌体时要格外小心，避免损伤牙髓。

3.嵌体比全冠固位力差，如果患者咬合力大或存在夜磨牙的情况时，嵌体的脱落和折裂风险会增加。

4.根管治疗后的牙体缺损大，剩余牙体组织薄弱，可考虑高嵌体修复，包绕覆盖剩余组织，防止牙齿劈裂。

嵌体的材料选择和优缺点

按照制作材料对嵌体进行分类，包括金属嵌体、瓷嵌体和树脂嵌体。

█ 金属嵌体

制作金属嵌体的材料有金合金、镍铬合金、钴铬合金等。金合金化学性能稳定，有良好的延展性能和机械性能，密合度高，不易发生继发龋（再次蛀牙），是制作后牙嵌体的理想传统修复材料，但美观性较差（金合金是淡黄色的）。

▌瓷嵌体

瓷嵌体颜色逼真度高，层次感好，更加美观。同时较金属嵌体导热性低，不易刺激牙髓组织。缺点是制作要求高，使用不当有碎裂可能（图 2-2）。

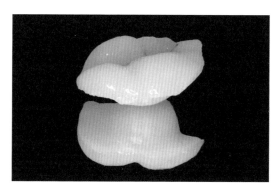

图 2-2　瓷嵌体

▌树脂嵌体

树脂嵌体的复合树脂成分和聚合方式比常规充填树脂更卓越，材料对于对颌牙的磨耗小，易修补，色泽自然，是一种良好的美学嵌体材料，但是相较于其他两种材料，强度较差。

嵌体修复的流程

▌第一次就诊流程

修复前检查：主要检查牙齿的缺损情况、牙髓的活力情况，拍摄 X 线片以进一步判断缺损程度，选择合适的修复材料，进行嵌体设计。

去尽腐质：如果是龋病引起的缺损，要去除感染坏死的龋坏牙体组织，终止龋病进展。

预备形态：与直接充填不同，嵌体洞形存在倒凹，嵌体则无法就位，如强行就位则会导致牙折。外敞角度要适当，过度外敞，嵌体的固位力下降。

取模和暂时修复：预备完成后，采用精细印模技术（硅橡胶或聚醚橡胶印模）或计算机辅助设计与制作（computer-aided design/computer-aided manufacturing，CAD/CAM）技术制取印模，窝洞暂封。

根据不同材料的特性进行嵌体的技工制作，流程如下。

金属嵌体：采用铸造法、3D 打印、CAD/CAM 切削可以获得金属嵌体，应用新技术制作的金属嵌体更为精准。

树脂嵌体：在工作模型上进行树脂堆塑，而后固化获得树脂嵌体。也可以应用 CAD/CAM 技术切削树脂嵌体，精确性更为稳定。

瓷嵌体：常用热压铸瓷技术和 CAD/CAM 切削技术完成。

▎第二次就诊流程

清洁窝洞：去除暂时嵌体或洞形内的暂封物，清洗窝洞。

嵌体试戴：在牙齿上轻柔戴入，不能用力，避免引起牙体折裂。

检查嵌体：观察嵌体有无翘动、固位如何、边缘是否密合等，检查邻接关系和咬合关系，如有问题可做调整。

调整咬合：使用咬合纸印迹和患者主观感觉判断咬合是否合适，调整后，抛光去除调磨的痕迹。金属嵌体完成调𬌗后进行嵌体的黏接，树脂嵌体和瓷嵌体建议在完成黏接后再进行口内调𬌗。

嵌体黏接：金属嵌体用酒精清洁后采用玻璃离子水门汀、树脂水门汀等进行黏固；瓷嵌体用 4% 氢氟酸酸蚀，采用树脂水门汀进行黏接；树脂嵌体采用树脂水门汀黏接。用牙线、探针仔细去除多余的黏接材料，再次检查咬合。

图 2-3 展示了 CAD/CAM 瓷嵌体修复流程。

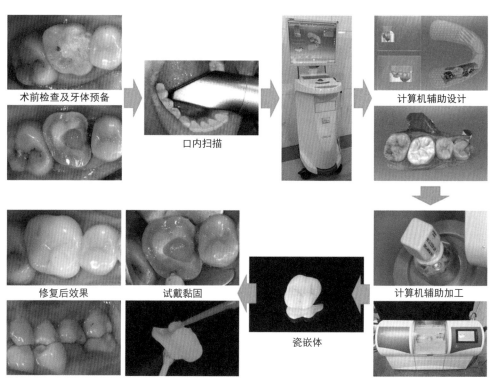

术前检查及牙体预备

口内扫描

计算机辅助设计

计算机辅助加工

修复后效果

试戴黏固

瓷嵌体

图 2-3　CAD/CAM 瓷嵌体修复流程

嵌体术后常见问题的处理

牙齿疼痛

戴牙后短时间内出现咬合痛，主要考虑咬合问题。患者应请医生检查后调改咬合。戴牙后短时间内存在肿胀感，一般是由于修复体与邻牙恢复紧密接触，一般数日后可自行消失。

▌ 嵌体破损

金属嵌体破损、穿孔、折断等，都需拆除重新制作。树脂嵌体破损，可考虑在原位应用树脂材料进行修补。瓷嵌体折裂，需拆除重新制作。

▌ 嵌体脱落

基牙预备不当或继发龋发生导致嵌体的固位不良，需要重新预备，再次进行修复。嵌体黏接失败，并且在修复体完整的情况下，可尝试重新黏接。

▌ 嵌体周围继发龋

嵌体周围牙体组织再次出现龋病，其原因较多，如口腔卫生维护不佳、黏接材料溶解、食物嵌塞等。由于继发性龋坏不易被发现，建议患者定期到医院复查。

贴面修复技术

贴面是采用高分子粘接剂，将修复材料或者用修复材料预制的薄片修复体，粘贴在表面有缺损、颜色或者形态异常、排列不齐的牙齿表面，以恢复牙体正常形态和改善牙齿颜色的一种修复方法。

贴面的适应证和禁忌证

▌ 适应证

（1）轻、中度变色牙，如氟斑牙（图2-4A）、四环素牙（图2-4B）、老龄变色牙、死髓变色牙。

（2）轻、中度釉质发育不全。

（3）改善前牙间隙（图 2-4C）。

（4）前牙牙体部分缺损（缺损范围 < 4 mm）。

（5）轻度错位、发育畸形牙（图 2-4D）。

（6）前牙区修复重建，如前牙冠折、牙发育不全和副功能运动引起的前牙磨耗等。

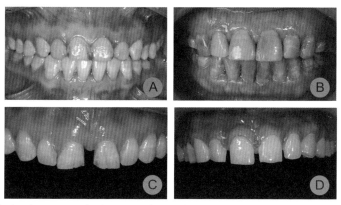

A. 氟斑牙；B. 四环素牙；C. 上前牙间隙；D. 牙齿轻度错位和发育畸形。

图 2-4　贴面修复适应证

▍禁忌证

（1）牙体缺损过大，黏接面积不足。

（2）牙尖缺损或咬合受力区完全在修复材料之上。

（3）咬合关系异常，如严重深覆殆或闭锁殆、下颌唇侧严重磨损无修复间隙。

（4）不良口腔习惯，如夜磨牙、咬硬物等。

早期因受材料和黏接技术的限制，贴面修复的适应证较为局限，但随着口腔材料学和黏接技术的进步，贴面修复的适应证变得越来越广，禁忌证也变得越来越少。

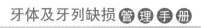 贴面的种类

按照修复的方式，贴面可以分为直接贴面和间接贴面。

直接贴面是用树脂修复材料直接在牙齿表面黏接完成，快速便捷，但早期由于树脂材料和抛光技术的限制，容易发生贴面变色和边缘继发龋，多用于临时或者过渡修复。近年来，随着许多性能优良的美学树脂材料和抛光材料、技术的发展，对于局部、小面积的牙体缺损，直接贴面也可以获得很好的修复效果。

间接贴面指的是在口外个性化制作薄片贴面，借助粘接剂黏接到修复牙齿上。目前常用玻璃陶瓷制作间接贴面，又简称瓷贴面。瓷贴面具有磨牙量少、微创、美观、生物相容性好等优点，已成为牙齿美容、微创修复的主流修复技术之一。

用于制作瓷贴面的加工工艺包括烤瓷、热压铸和 CAD/CAM 等。烤瓷贴面是由长石质烤瓷瓷粉与蒸馏水按比例调拌后堆塑到耐火代型上，经高温烧结制成的瓷贴面。烤瓷贴面透光性好，强度相对较低，主要用于修复基牙颜色正常或轻度变色的患牙。铸瓷贴面是通过热压铸工艺制作而成的，即在模型上制作蜡型，经包埋、加热，在一定压力下将软化的瓷材料压铸到失蜡形成的蜡型空腔中而形成的瓷贴面。热压铸瓷贴面具有较好的抗折断性能，其表面上釉着色，半透明性、折光性类似牙釉质，具有很好

的美学效果，是目前常规瓷贴面的主要类型。CAD/CAM 工艺是通过光学系统采集口内或模型上的基牙形态信息，通过计算机软件生成数字化模型和完成修复体设计，修复体数据传输到加工系统，磨削预成瓷块获得瓷贴面修复体。现在一些可切削瓷块考虑到了牙齿部位和层次的颜色渐变过渡，设计了渐变色瓷块，模仿天然牙齿切端、颈部和中部 3 种不同的颜色，牙面的颜色更加丰富，美观效果也显著提升。CAD/CAM 工艺使氧化锆陶瓷材料逐渐被应用于贴面修复，但因氧化锆全瓷材料不能像玻璃类陶瓷材料那样容易与牙体组织黏接在一起，加上氧化锆陶瓷的透光性、颜色层次性都较差，限制了其在全瓷贴面修复中的应用。

贴面的修复流程

贴面的修复过程，按照患者的就诊流程，包括以下几个步骤（图 2-5）：

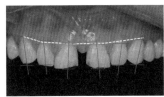
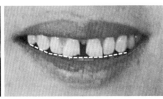
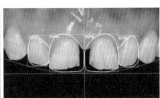

数字化微笑设计

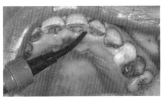
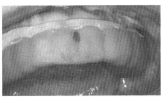
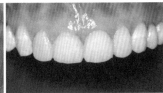

制作诊断饰面

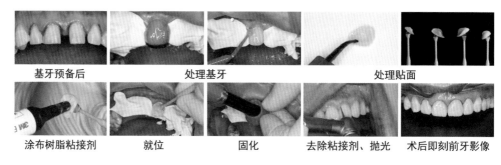

| 基牙预备后 | 处理基牙 | | 处理贴面 |
| 涂布树脂粘接剂 | 就位 | 固化 | 去除粘接剂、抛光 | 术后即刻前牙影像 |

基牙预备与贴面黏接

图 2-5　贴面修复治疗流程

　　初诊时，医生会给患者做相关的口腔检查，确定是否为贴面修复的适应证，是否需要做修复前的牙周治疗（牙周洁治、牙龈修整、齿冠延长术）和牙体治疗（外漂白、内漂白）等。目前数字化微笑设计在贴面修复方面的应用较为普遍，医生会在初次就诊时为患者拍摄口内和面相的数码照片，然后以口腔美学标准为基本准则，在电脑设计软件辅助下，对牙齿形态进行分析和设计，模拟贴面修复后的效果。数字化微笑设计使患者在治疗前就参与了方案设计，使医生和患者可以获得美学预告，很大程度上提高了贴面修复的成功率。同时，技师可以参考数字化微笑设计，在模型上制作诊断蜡型或直接 3D 打印树脂诊断模型。

　　患者第二次复诊，应在确定贴面的修复方案、完成术前的牙周治疗和牙体治疗后方可进行。医生利用诊断蜡型翻制硅橡胶导板，用树脂材料在口内制作诊断饰面，进行美学修复目标的再现和调整。然后在诊断饰面的指导下进行贴面的基牙预备，预备完成后，制取精细印模，并在预备过的基牙上制备临时贴面，过渡性地保护基牙。医生将制取的精确模型转交技师，并提交数字化微笑设计方案和患者的比色信息，技师根据设计要求制作瓷贴面。

患者第三次复诊，医生将制作好的瓷贴面放在基牙上来检查贴面是否达到设计的边缘、形态和颜色要求，调整合适后于口内试色，确定拟用于黏接的树脂水门汀。基牙表面清洁，依次进行牙面处理、贴面表面处理、贴面口内黏接就位、固化，口内调𬌗和贴面边缘抛光，完成贴面修复。

定期预约患者复查，检查贴面的完整性、有没有边缘缺陷，询问患者的使用体验并及时给予使用指导。

图 2-6 和图 2-7 展示了贴面修复病例的治疗过程。

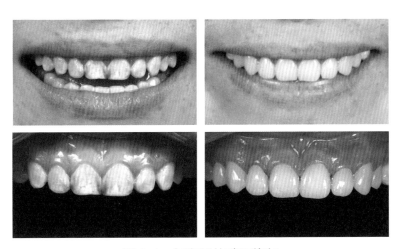

图 2-6　氟斑牙的贴面修复

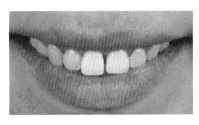
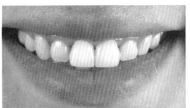

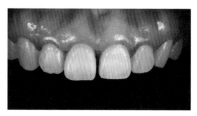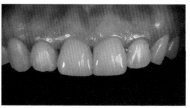

图 2-7 中切牙缝隙的贴面修复

瓷贴面修复后可能出现的并发症及相应处理建议

▌瓷贴面碎裂

首先需进行咬合检查，排除是否为不良咬合因素造成的瓷贴面碎裂。如果存在不良的咬合因素，必须排除。如果不存在异常的咬合问题，需向患者讲解瓷贴面正常使用方法，避免偶然异常外力再次发生。瓷贴面存在隐裂纹，若对美观没有明显影响可暂不处理，当隐裂纹严重影响美观时（如深部严重染色），可重新更换修复体。瓷贴面碎裂不大时可调磨抛光，或者口内树脂修补或尝试重黏断裂部分，碎裂影响明显时需拆除重做。

▌瓷贴面脱落

若基牙和贴面完整无破损，贴面可完全复位，可尝试清理脱落的瓷贴面组织面和基牙黏接面后重新黏接（存在较高失败风险）。清除瓷贴面组织面残留树脂水门汀的方法包括车针磨除、超声器械清除、喷砂去除。基牙黏接面可采用车针微量磨除或口内喷砂的方式去除残留的树脂水门汀，同时暴露新鲜的牙体组织供重新黏接。

▌瓷贴面边缘染色、龈缘红肿

若贴面边缘密合性尚好，仅存在轻度外源性染色，可尝试口内精细抛光。龈缘红肿时需首先检查牙周情况，观察贴面边缘是否残留树脂，清除残余树脂后精细抛光颈缘处，必要时联合牙周治疗消除牙龈炎症。若贴面边缘密合性差，则需拆除贴面后重新修复。

▌瓷贴面相关区域继发龋坏

如果基牙存在继发龋，优先考虑在不破坏原有瓷贴面修复体的前提下进行处理。可选择从瓷贴面非覆盖处入路，去净龋坏组织，并使用复合树脂充填修复。如果龋坏范围过大，可拆除贴面后重新修复或者更改修复方案。

全冠修复技术

全冠的概念

全冠像帽子一样包裹整个牙冠表面，又称为"牙套"。全冠是恢复缺损牙齿形态、功能和美观最常见的一类修复方式（图2-8）。

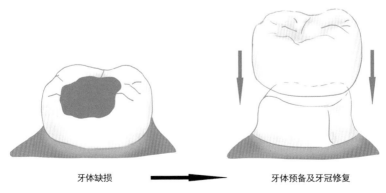

牙体缺损　　　　　　　　　　　　牙体预备及牙冠修复

图 2-8　全冠修复示意

全冠的固位原理

全冠修复体的固位力主要来源于 3 个方面。

1. 依靠患牙磨切后形成一定的几何形状，限制全冠修复体运动方向产生的约束力。

2. 全冠修复体与患牙密切贴合产生的摩擦力。

3. 全冠黏固时黏固材料产生的黏接力。

全冠修复的适应证

全冠修复常用于以下几种情况。

1. 牙冠大量缺损，剩余牙体组织薄弱，单纯充填治疗（补牙）或者嵌体、高嵌体修复无法满足要求的患牙。

2. 患牙与对面的牙齿没有咬合接触，或与邻牙没有邻接接触，容易导致塞牙（旁边的牙齿没有松动），牙齿发育异常形成的牙冠短小、位置轻度异常，需要恢复牙冠正常的外形、咬合、邻接和排列关系时。

3. 患牙有裂纹但未完全劈裂（隐裂），或者有大量牙体缺损、已完成完善的根管治疗的患牙。

4. 牙冠大量缺损，虽然可行嵌体、高嵌体修复，但患者口腔卫生差，容易发生龋齿，在这种情况下也常用全冠修复。

5. 牙齿严重变色，漂白效果不理想，不适宜贴面修复或者患者对美学要求较高时也可以考虑全冠修复改善牙齿颜色。

简而言之，牙冠可能发生劈裂，或有大量缺损，或有外形、排列、牙色异常，需要恢复、改变牙齿外形、咬合、美观，而无法用其他更加保守的方法修复时，才需要做全冠。

全冠修复的临床注意事项

不建议全冠修复的情况

患者由于心理、生理、精神因素不能接受或者不愿意磨切牙齿组织，或者无法配合牙齿磨切操作。

不适合立即进行全冠修复的情况

（1）牙齿严重缺损或者形态异常，剩余的牙冠组织无法为全冠提供足够的固位和抗力时，需要采取辅助固位与增强抗力的措施后再进行全冠修复。

（2）龋坏的牙齿需要经过完善的牙体治疗，必要时进行根管治疗，炎症得到控制、无不适症状后，才能进行全冠修复。

（3）患者患有牙周疾病，炎症尚未控制、处于进展期时，需进行完善的牙周基础治疗，待牙龈炎症消退、牙周状况稳定后，才能进行全冠修复，必要时应与相邻牙齿的修复体连接在一起，形成联冠，以避免修复后出现牙间隙而发生塞牙或影响美观。

（4）患者多数牙齿需要全冠修复，但颞下颌关节不稳定或发生严重症状时，应先进行颞下颌关节治疗，待症状缓解、关节稳定后再进行全冠修复。

下列情况若进行全冠修复，需要特别慎重

（1）年轻患者的恒牙，由于解剖结构的特点，在全冠修复牙齿磨切

时容易损伤牙髓[1]，应优先选择更加保守的治疗方式。若必须进行全冠修复时，需要注意牙髓保护。

（2）对于咬合紧、咬合力大或患有磨牙症的患者，应注意全冠修复体的材料选择、咬合设计和抗力设计。

总结一下，做全冠肯定要磨牙，不能接受磨切牙齿或无法配合磨切牙齿操作的患者无法进行全冠修复。口内存在与患牙有关的其他口腔疾病时，需要先治疗其他疾病，待症状消除、炎症消退后再进行全冠修复。年轻活髓恒牙尽量避免全冠修复，咬合力大、咬合紧或有磨牙症的患者做全冠修复时要谨慎。

📖 全冠修复常用的材料

全冠修复的常用材料包括金属、烤瓷、全瓷、树脂4类（图2-9），它们各自的主要特点见表2-1。

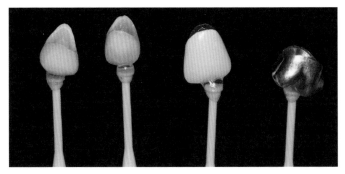

图2-9　不同种类的全冠（从左到右依次为：全瓷冠、树脂冠、烤瓷冠、金属冠）

---

[1] 牙髓，即"牙神经"。

表 2-1　常用全冠修复材料的特点比较

	金属冠	烤瓷冠	全瓷冠	树脂冠
美学性能	差	较好	好	较好
适应证范围	只用于后牙正式修复，金属过敏患者慎用	可用于前、后牙正式修复，金属过敏患者慎用	可用于前牙、后牙正式修复	仅可用于前牙、后牙的过渡性修复
结构	单一金属	金属表面上瓷模拟牙色，内层遮光，外层通透性有限	一种或多种陶瓷	单一树脂
颜色	金属色		模拟牙色，通透性好	模拟牙色，通透性良好
牙齿磨切量	较少	较多	较多	较多
对影像学检查影响	较大	较大	小	小
生物学性能	与金属种类有关	与金属种类有关	好	较好
机械性能	高	能满足临床要求	能满足临床要求	较低
价格	非贵金属价格低，贵金属价格高	适中	较高	较低或适中

全冠修复的基本临床过程

全冠修复需要多个临床步骤，主要过程如下。

▌第一次就诊：初诊评估

对患牙、患者口腔情况进行评估，确定是否在修复前需要进行一些准备工作，消除患牙影响冠修复效果的各种因素。必要时制取患者牙列的模型，拍摄患者的面部和牙齿照片用于修复效果分析，有时还需要送交技工制作全冠的蜡型，用于在患者口内模拟将来修复体预期的外形。

▌第二次就诊：牙齿磨切、取模

采集患者牙齿的颜色信息便于后续制作修复体（其中金属冠不需要

比色步骤）。将牙齿磨切成特定的形态，为修复体预留足够的空间，取模，为磨切后的牙齿制作临时修复体。然后把印模或者印模灌注后形成的模型交给技师制作全冠修复体。

▌ 第三次就诊：全冠修复体试戴、黏固

技工制作完成的修复体返回给医生后，修复体在患者口内试戴，调整邻接、咬合关系，检查修复体是否与患牙密合，患者满意后抛光，用黏固材料黏固于患牙上。

以上为全冠修复的基本临床步骤。对于美观需求高的患者，在初诊后需要增加复诊次数，便于在正式修复开始前制作、试戴模拟最终修复体外形的过渡性修复体，与医生沟通，确定最终的修复体外形。患者使用全冠修复体后，若有不适，可能需要复诊和定期复查。

随着数字化技术的发展，如果选择椅旁数字化技术制作全冠，可以极大地缩短治疗周期，减少患者就诊次数，从磨切牙齿到全冠修复体口内黏固，最短在 1 天内就可以完成。

桩核冠修复技术

桩核冠的概念

桩核冠是修复大面积牙体缺损或残根的一种常用修复方式，是指利用固位桩插入根管内进行固位，用金属材料或树脂材料制作桩核，再在其上制作全冠（图 2-10）。牙齿大面积缺损是指患牙的牙冠部组织缺损范围过大，甚至累及牙根的情况。由于剩余的牙体组织较少，单独使用全冠固位不足，为了增加固位，必须将修复体的一部分插入根管内获得固位，插入根管内的修复体称为桩。核是固定于桩上的修复材料，与牙齿残留组织一起恢复牙齿的核心。冠是位于核上恢复牙体缺损形态的修复体。

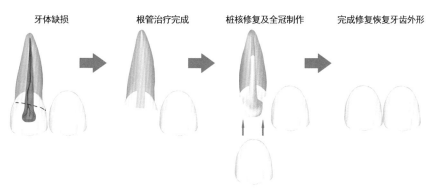

牙体缺损　　　根管治疗完成　　　桩核修复及全冠制作　　完成修复恢复牙齿外形

图 2-10 桩核冠修复示意

桩核冠的适应证

1. 残冠：牙冠大部分缺损，直接冠修复固位不良者。

2. 残根：牙体缺损只剩牙根，根长足够且稳固，牙周状况良好，断面位于牙龈上至少 2 mm 者。如果牙根缺损到达龈下，可以通过正畸牵引或者齿冠延长术使根面位于龈上者。

3. 需要改变方向的错位、扭转牙，且不适宜或不接受正畸治疗者。

4. 畸形牙直接制作冠或贴面修复体固位不良者。

桩核冠的修复时机

桩核冠修复的患牙必须经过完善的根管治疗，且一般需要在根管治疗后观察一段时间，确认牙齿没有自发痛、叩痛等临床症状，瘘管完全闭合，才可以进行桩核冠的修复。

桩核冠的材料

理想的桩核材料应该满足的要求是：具有合适的强度；与牙本质接近的弹性模量；良好的固位形态；优异的美观性能；耐腐蚀不变色，生物相容性良好；不影响或少影响核磁成像；方便使用。

根据制作方式不同，桩可以分为铸造桩和预成桩。

铸造桩

根据根管的解剖形态制作蜡型，再根据蜡型用金属铸造而成根管桩，桩核采用一体材料形成。

预成桩

采用金属或纤维材料预先制成不同形态、直径和长度的半成品桩，根据临床情况选用调整，结合树脂材料堆塑成核。

根据材料不同，桩可以分为金属桩和非金属桩。

金属桩

包括贵金属桩（金合金、银钯合金）、普通金属桩和纯钛金属桩（图 2-11A）。

▌非金属桩

包括纤维加强树脂桩（根据纤维成分不同分为碳纤维、玻璃纤维和石英纤维加强树脂桩，图 2-11B）和陶瓷桩（氧化锆桩，图 2-11C）。

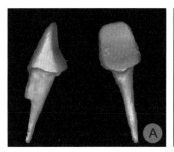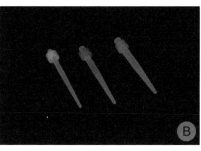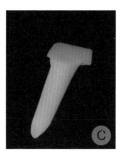

A.金属桩；B.纤维加强树脂桩；C.氧化锆桩。

图 2-11　不同材料的桩

金属桩、纤维桩、陶瓷桩性能各有优劣，临床需要根据不同情况进行选择（表 2-2）。

表 2-2　桩核冠常用修复材料的特点比较

	金属桩	纤维桩	陶瓷桩
适用范围	适用于缺损较大的牙齿，可以修复一定程度扭转、倾斜的患牙	常用于美观要求较高的前牙，不能修复扭转、倾斜牙齿	可用于缺损较大的牙齿，可以修复一定程度扭转、倾斜的患牙
美学性能	较差	好	好
强度	高	较高	高
弹性模量	较高	与牙本质接近	高
生物相容性	贵金属相容性好	好	好
对影像检查的影响	较大	小	小
就诊次数	多（一般 2 次）	少（一般 1 次）	多（一般 2 次）
再次治疗的难易程度	难去除	较易去除	难去除

铸造金属桩核的优点在于对于牙缺损较多的患牙修复效果好，强度高，也可以修复一定程度扭转、倾斜的患牙，但是容易导致根折，颜色不美观，如果患牙修复后出现问题难以拆除。同时，金属伪影会对磁共振成像或放射影像有一定影响。

纤维桩由于弹性模量与牙体组织相近，有利于分散应力，减少牙体组织应力，不易导致根折，临床操作简便，患者就诊次数少。玻璃纤维桩具有透光性，因此美观效果好，也不影响磁共振成像，如出现问题，去除也比较方便。但是纤维桩不能用于需要改向的扭转或倾斜牙齿的修复，且强度相对较弱。

陶瓷桩强度较高，美观性好，生物相容性好，但过高的弹性模量容易导致根折。

桩核冠的修复步骤

1. 患牙牙体预备前必须拍摄 X 线牙片，了解牙根的长度、直径、外形、根管的形态、根尖周状况及牙槽骨的状况。

2. 剩余牙体组织的预备：根据所选择全冠修复体的要求进行预备，去除龋坏组织、残余修复材料、薄壁弱尖等。

3. 根管预备：参考 X 线片及根管长度，对牙根进行根管预备，预备长度为根长的 2/3，或至少与牙冠长度达到 1∶1，直径约为牙根直径的 1/3。

4. 桩核制作：根管印模，制作铸造金属桩核；或选取合适的预成桩进行黏固，口内堆核。

5. 全冠预备，印模，制作，黏固，完成。

桩核冠修复后的并发症

桩核冠修复后的松动脱落是最主要的并发症，其次是根折。发生原因与牙根状况、制作因素、桩核材料、患者的咬合习惯有关。

常见问题，疑问医答

牙齿长虫牙了，怎么治疗呢？

龋齿（俗称虫牙）缺损治疗方法的选择主要根据缺损程度确定。

当龋损程度较轻、剩余健康牙体组织充足时，可选用直接填充方式恢复牙齿形态和功能。该方法直接在口内进行，可以最大限度地保留健康牙体组织，操作快速、简便，就诊时间和就诊次数少。

缺损较大或者需要精准恢复咬合接触关系和邻面接触关系时，可以采用嵌体修复。嵌体为口外制作，可以更好地恢复咬合接触关系和邻面接触关系，制作精度更高；嵌体具有更好的机械性能，可以高度抛光，因此更为光洁，不易黏附菌斑。因就位等要求，其牙体磨削量较直接填充稍多，通常需要 2 次就诊完成治疗。

当缺损程度较重，剩余牙体组织薄弱时，特别是牙髓治疗（根管治疗、去髓治疗）后的牙齿，对牙体结构破坏较大，直接充填和嵌体修复不能为剩余牙体组织提供保护，可能出现牙体组织的折裂。在这种情况下，应选用全冠或者高嵌体包裹牙体组织，进行修复。

以上几种修复方法的适用范围有所重叠，因此非专业人士很难准确选择治疗方式，应根据医生的判断，进行修复方式的选择（图 2-12）。

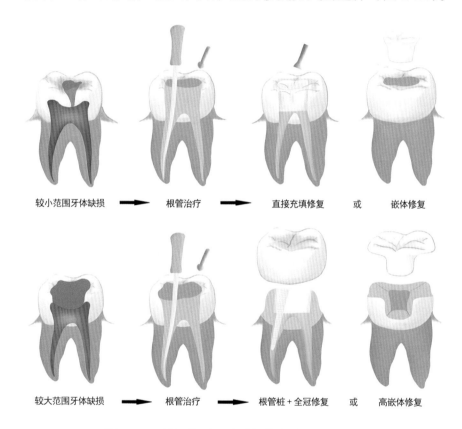

较小范围牙体缺损 ➡️ 根管治疗 ➡️ 直接充填修复 或 嵌体修复

较大范围牙体缺损 ➡️ 根管治疗 ➡️ 根管桩 + 全冠修复 或 高嵌体修复

图 2-12　不同类型牙体缺损修复方法的选择

牙齿颜色不好看，是否可以做瓷贴面？

首先我们要判断牙齿颜色为什么不好看。

▌先天的发育性原因

如釉质发育不全（氟斑牙等），轻、中度的表现是牙齿表面有棕黄、白色的斑纹及少量的组织缺损，一般是可以通过瓷贴面修复的。重度的釉质发育不全，可能伴有明显的牙体组织缺损或者咬合关系改变，需要具体检查后制订综合治疗方案。

如四环素牙，表现为牙齿颈中部颜色发灰、棕，有时伴有少量的牙体表面组织缺损。四环素牙的变色是在内部的牙本质层，做贴面时需要慎重，需要选择遮色能力强，透光性、仿生性可能会差些的瓷材料进行修复。

▌后天的病理性原因

如牙髓炎、龋坏、根管治疗等导致的牙体变色。这种情况下，需要看缺损的范围和牙齿变色的程度来决定。如果缺损范围较大，没有足够的釉质提供贴面黏接；或者患者属于龋易感型；或者牙体变色程度较深，常规贴面无法很好地遮盖基牙的颜色，则不建议行瓷贴面修复。

瓷贴面会粘不住吗？

牙科陶瓷和齿科黏接技术已经经过了几十年的发展，现在的瓷贴面黏接修复技术非常成熟，只要把握好以下几个原则，瓷贴面的远期修复成功率是非常高的，不用担心会产生粘不住的问题。

▌确定适应证

牙齿缺损或者龋坏程度不严重，有较多的牙体组织可以黏接，没有明显的咬合干扰或者夜磨牙等问题。

▋ 瓷材料选择正确

一般情况下，应选择黏接力较好的玻璃陶瓷贴面而非强度高的氧化锆贴面，可以获得较可靠的黏接力。

▋ 黏接材料选择正确

应选择黏接力较好的树脂水门汀进行黏接，采用适当的牙面处理和瓷处理技术，获得牢固、稳定的贴面黏接力。

▋ 医生操作规范

应选择正规医院、门诊和具有资质的专科医生进行瓷贴面的基牙预备、印模制取和黏接。

做了贴面会不会影响吃饭？

医生在贴面修复前会评估患者的咬合情况、咬合习惯，黏接贴面后也会对患者的咬合接触在口内进行调磨，正常情况下，贴面修复是不影响吃饭的。有几点需要注意。

1. 黏接贴面后 1 周左右，考虑到树脂黏接材料的初期稳定性，不建议患者进食红酒、咖啡、醋等可能导致着色的食物。

2. 因为瓷材料的易碎特性和瓷贴面的全黏接固位方式，前牙行贴面修复后，应注意避免啃咬硬物。

3. 有夜磨牙习惯的患者，在进行贴面修复后，晚上睡眠前应佩戴夜磨牙𬌗垫，如𬌗垫磨损，应及时更换新的𬌗垫。

为什么根管治疗完成后医生建议做"牙套"？

患牙完成根管治疗后，牙齿就丧失了营养来源，牙本质失去生物功能，患牙变脆、变弱，理化性能下降，加之根管治疗时不得不磨切少量健康牙体组织以打开髓腔，即使治疗完毕后用材料进行充填，牙齿的抗力、性能也无法完全恢复正常。牙髓坏死后本体感觉迟钝，应对异常咬合力的"报警"功能会降低，对自身保护能力下降。以上因素都会增加牙齿劈裂风险。因此，患牙根管治疗后若无不适，医生常常建议尽快进行冠保护修复（除了个别牙体缺损少、咬合力小的患牙），通过修复体均匀分散咬合力，以避免牙齿劈裂。另外，有些牙体缺损严重的患者，也需要通过修复恢复咬合及美观功能。当然全冠修复不是唯一的选择，还有嵌体、高嵌体、桩核冠等修复类型，需要医生根据患者的实际情况进行设计。

全冠与嵌体、高嵌体相比有什么特点？

全冠覆盖整个牙冠表面，相比嵌体，固位和抗力更好，能更均衡地分散咬合力，当患牙受力大、有磨牙症时更常用全冠修复；对于有大量牙体缺损、已完成完善的根管治疗的后牙，医生也常建议做全冠以保护剩余的牙体组织。

全冠修复时需要为修复体提供足够的修复空间，所以往往需要磨除大量的健康牙体组织。不过，随着材料的发展，全冠修复的磨牙量也越来越微创。全冠需要磨切牙齿的量通常多于嵌体，一般用于牙体缺损较大、牙冠剩余牙体组织薄弱的情况。嵌体、高嵌体一般用于修复牙体缺损量相对较小、余留牙体组织有足够支持力的患牙。

嵌体、高嵌体比全冠更依赖黏固材料进行固位，外形边缘更长（图2-13），因此，发生龋齿的概率更高，所以对于口腔卫生差、容易发生龋齿的患者，牙齿缺损大时更常用全冠修复（图2-14）。

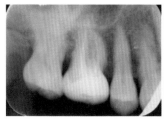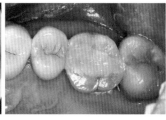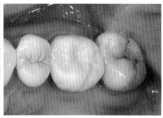

图2-13　后牙高嵌体修复

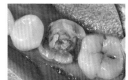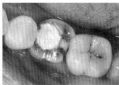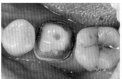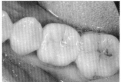

图2-14　后牙桩核＋氧化锆全冠修复

牙体缺损修复就诊前需要注意哪些问题？

患牙如果原来存在牙体、牙髓、牙周疾病，需要进行相应治疗后才能全冠修复，修复前通常需要再次确认是否存在咬合痛、自发痛。

建议提前完成洁牙，以去除牙齿表面的染色、污渍。如果牙色过深，希望整体改善牙色，可考虑修复前对牙齿进行漂白处理，建议漂白治疗后等待 1 ～ 2 周，待牙色稳定后再正式开始修复。

就诊时尽量不要抹口红，或者在就诊前擦去，尽量不穿过于鲜艳的衣服，以免对牙齿比色造成一定的干扰。

前牙大量缺损进行全冠修复的患者，如果有以往露前牙的照片，可以在就诊时向医生展示，作为修复形态设计之参考。

戴临时修复体后能正常进食吗？需要注意什么问题？

在全冠修复过程中，医生在磨切牙齿后大多会制作临时修复体以保护患牙，可在一定程度上恢复患牙的美观。佩戴临时冠后可以正常进食，但由于临时冠材料强度较弱且为临时黏固，需要注意避免咬硬物、进食黏性大的食物等，以避免临时冠脱落。临时冠脱落后，请尽快就诊再次黏固。如果条件不允许，也可以尝试将临时冠扣回患牙上，在进食时再自行取下，以免误吞。此外，如果患牙的牙髓活力正常，应该避免进食过冷、过热的食物，避免可能发生的牙齿敏感。

全冠修复后可能出现什么问题？什么情况下需要找医生复诊？

全冠修复后可能出现过敏性疼痛（多为冷热刺激敏感），自发性疼痛（不进食也疼），咬合痛（咬东西痛，不咬不痛），食物嵌塞，牙龈发炎，修复体松动、脱落、破损等情况，具体处理建议见图 2-15。

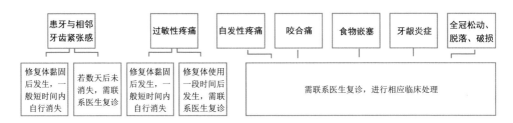

图 2-15　全冠修复后可能发生的问题及处理

桩核冠修复时根面位于牙龈下怎么办？

　　桩核冠修复残根时，原则上要求所剩余的可利用颈部牙体组织高度不少于 1.5 mm，才能保证足够的抗力需求。当剩余的残根牙体组织高度不足，位于牙龈下方时，我们可以采用牙冠延长术的方法，降低龈缘位置，暴露健康的牙齿结构，使临床牙冠延长，从而有利于牙齿的修复（图 2-16）。当然，牙冠延长术也存在一定的禁忌证：牙齿折断龈下过多，牙槽骨修整后，剩余的牙槽骨高度不足以支持牙齿行使功能者；牙槽骨修整后，边缘与邻牙不协调或明显地损害邻牙者。另外，我们还可以采用正畸的方法，将牙根从牙槽骨中向冠方牵引，增加牙根露出于牙龈的高度。

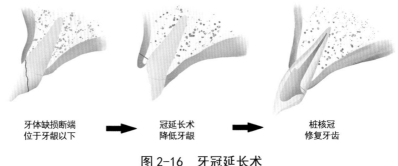

牙体缺损断端　　　　冠延长术　　　　桩核冠
位于牙龈以下　　　　降低牙龈　　　　修复牙齿

图 2-16　牙冠延长术

桩核冠修复后为什么可能造成牙折?

牙根打桩后是否容易发生折裂,影响因素很多,主要包括以下几个方面。

▌ 牙齿或残根缺损的程度,即剩余牙体组织量

牙冠剩余的牙体组织越多、越厚,发生根折的概率越低,反之则容易发生牙根折裂,目前认为剩余的根管壁厚度最少应为 1 mm。在一些特殊情况下,如修复喇叭口状的薄弱根管,因根管壁薄、牙本质肩领不易获得,桩修复后根折的概率也很高。

▌ 操作因素

不当的操作,如桩的直径选择过大,打桩的方向偏斜、长度过长,打桩过程中没有及时进行水冷却等,都可能导致牙根修复后发生折裂。

▌ 桩的材料的选择

铸造金属桩和预成金属桩刚性强,更易发生牙根折裂;而纤维桩的弹性模量接近正常牙本质,发生根折的比例相对较低。

▌ 患者的咬合习惯

咬合力过大容易造成牙根折裂。

对于扭转牙,是桩核冠修复好还是正畸治疗好?

对于个别扭转的牙齿,当患者无正畸条件或因某些原因无法进行正畸治疗时,可以考虑牙齿根管治疗,截冠,行桩核冠修复。这种方案可以快速、方便地提高扭转牙的美观性,但这种方法对牙齿的牙髓活力造成了

伤害，修复后牙冠和牙根的方向不一致，牙齿受力不能有效传导到牙槽骨内，可能出现生物、机械并发症，因此远期效果没有正畸治疗理想。

📖 对于残根，是桩核冠修复好还是种植修复好？

因龋坏、外伤等造成大面积牙体缺损，甚至只留牙根时，只要牙根不松动、长度足够，经过完善的根管治疗后都可以不拔除患牙，选择桩核冠修复。桩核冠治疗相比种植修复具有以下优点：天然牙牙根具有牙周膜，牙周膜上的牙周膜本体感受器能够更好地感知牙齿的咬合力量，这是目前种植牙技术所不具有的；天然牙与牙槽骨的结合能力比种植牙与牙槽骨的结合能力强；桩核冠修复可以避免拔牙和种植的手术操作，创伤少，痛苦小，就诊次数少，治疗周期短；另外，即使桩核冠修复失败后，也可以选择种植牙修复，不影响种植治疗效果。只有在残留牙根弯曲、细小、不稳、过短，颈部牙体组织不足，炎症无法控制等情况下，才考虑拔除患牙，进行种植修复。

📖 CAD/CAM 快速制作技术可靠吗？

随着计算机技术逐步渗透到生活的各个领域，口腔科也进入了数字化的时代。数字化设计和加工工艺，如 CAD/CAM 椅旁系统或增材制造技术，通过采集光学印模，利用数控机床切削修复体或 3D 打印制作修复体，制作精度提高，且大大减少了就诊次数。

CAD/CAM 技术基本程序：医生对患牙进行磨削预备，然后在椅旁利用光学扫描仪对预备好的牙齿进行三维形态扫描测量，进行计算机图像化与设计，再通过数控机床切削瓷块完成修复体的制作。一般一个修复体从取光学印模、设计到切削完成大约需要 1 小时。一次就诊即可完成常规嵌体、贴面、全冠的修复，大大方便了患者，已成为未来修复的发展方向之一。

嵌体、贴面、全冠修复后的养护常识

📖 嵌体修复后的维护

边缘线是嵌体同天然牙之间的连接，是易于被细菌侵入的薄弱区域，与冠相比，嵌体的边缘线更长，需要我们仔细维护口腔卫生，认真刷牙，用牙线清洁邻接区域，维护牙周健康。

陶瓷嵌体的韧性欠佳，树脂嵌体的强度稍逊于金属材料。此外，嵌体修复的牙齿均有结构上的部分缺损，因此建议不要咬硬物以避免嵌体和牙齿的折裂。

📖 贴面修复的术后维护

患者应养成良好的口腔卫生习惯和咬合习惯，尽量避免啃咬硬物，修复早期避免饮用或进食咖啡、浓茶、可乐等易于着色的饮料或食品。定期复查和进行牙周洁治，对于贴面修复的长期、稳定均有较好的促进作用。如有咬合不适、冷热刺激不适或者局部不光滑等体感，应及时复诊处理。

全冠修复后个人维护需要注意什么问题？

一般建议在全冠修复体口内黏固完成 24 小时后再用其正常进食，这时可以保证黏固材料完全固化。即使全冠修复体与患牙非常密合，黏固良好，如果没有养成良好的口腔健康习惯，天然牙仍然会发生蛀牙，到那时，修复体没有损坏也不一定能继续使用。健康的天然牙直接啃咬坚果壳、螃蟹壳等硬物可能发生折裂，完成全冠修复的牙齿如果咬硬物也可能使全冠修复体发生折裂。养成良好的口腔健康习惯，进行有效的口腔卫生维护，避免直接啃咬硬物，不仅可以较好地维持天然牙的健康，也有利于全冠修复体的长期使用。

牙体缺损修复后仍然建议进行定期的洁治和抛光。定期洁治可以去除牙齿表面的牙石和菌斑，使牙齿保持健康的牙周状态。洁治和抛光可以去除沉积在修复体表面和边缘的牙石、色素，恢复牙齿的正常颜色和效果。但在洁牙时应提醒洁牙师，洁治修复体表面时使用手工器械，避免用超声洁治器的振荡尖直接与修复体表面接触，以避免在瓷表面形成划痕或损伤黏固层。

第三章
牙列缺损的修复

牙列缺损与缺失的修复也就是常说的"镶牙"，目前修复的方法主要有固定局部义齿（固定义齿）、可摘局部义齿（活动义齿）、种植义齿（种植牙）。

固定局部义齿一般适用于缺失牙数量少时的修复。然而由于需要为义齿预留空间，起到支撑作用的天然牙体必须被磨切，这会对牙齿造成不可逆损伤。若是牙体预备不良或修复体设计制作不佳均会对天然牙的健康产生严重影响。

可摘局部义齿适用范围广，牙体组织磨切量少，费用低廉，便于修理。但体积相对较大，初戴时常有异物感，有时会影响发音，稳定性及咀嚼效能均不如固定义齿。初戴时可能引起黏膜压痛，常需进一步调改。

种植义齿在支持、功能、形态、使用效果等方面与天然牙非常相似，被誉为人类的"第三副牙齿"，种植修复一般不需要对天然牙进行磨切，不会增加余留牙的负担，具有良好的舒适度。然而种植义齿价格相对较高，修复时间也较长，且对缺牙区牙槽骨的质量和患者的基础身体状况有一定要求。

各种修复方法的具体特点详见下述。

固定局部义齿

固定局部义齿的概念

固定局部义齿是一种固定义齿，由于结构很像桥梁结构，又被称为固定桥。固定局部义齿由替代缺失牙的修复体（桥体）和基牙（缺失牙的支撑牙）上的修复体（固位体），通过连接体连接成为一个整体，这个整体称为固定桥（图3-1、图3-2）。当将固位体用粘接剂黏固在基牙上后，固定桥就被固定在口内，从而用于恢复缺失牙的美观和功能。

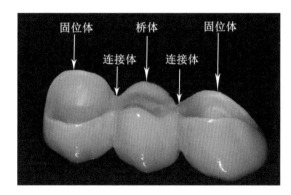

图 3-1　固定桥结构

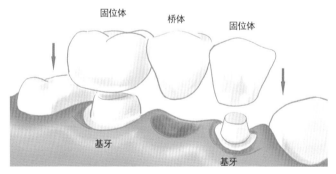

图 3-2　固定桥修复示意

固定局部义齿的原理

在正常咀嚼运动中，咀嚼食物所用的力只占牙周组织实际具备支持力量的一部分，而另一部分力量则储存下来，以备不时之需，称之为牙周储备力。固定桥修复正是动用了这部分牙周储备力，将本应该由缺失牙承担的力量施加到基牙上，通过基牙的牙周储备力来承担桥体的额外负担，达到修复缺失牙齿的目的。

固定局部义齿的适用范围

选择固定局部义齿的适用范围，一般从以下几个方面考虑。

缺牙的数目

由于缺失牙所要承担的力都要由基牙承担，因此固定桥适合少数牙缺失或少数牙间隔缺失的情况，以防基牙超负荷，导致固定桥修复失败。一般情况下，固定桥适用于修复缺失 1 颗牙或 2 颗牙，原则上 3 颗及以上的后牙连续缺失则不考虑固定局部义齿修复。在前牙区，由于咬合力不大，并且尖牙[1] 条件比较好，此时可以采用固定义齿修复的缺失前牙可以扩展到 3 ～ 4 颗。

缺牙的部位

一般来说，任何缺牙部位只要符合少数牙缺失或间隔缺失，且基牙的数目和条件均能满足要求的，都可以考虑固定修复。但有两种情况不可以：一种是后牙缺失且缺牙区一侧没有天然牙的情况，建议采用种植或可摘局部义齿修复；一种是尖牙缺失的情况，因其处于牙列转角的地方，扭

---

[1] 尖牙，即"虎牙"。

力较大，选择固定桥修复时需谨慎，应结合基牙情况和咬合情况综合判断与设计。

基牙的条件

基牙就相当于一座桥的桥墩，基牙的条件是能否进行固定局部义齿修复的关键因素。一般认为，好的基牙包括以下条件：牙冠外形正常，牙体组织健康，牙根长大，牙髓无病变或经过完善根管治疗，牙周组织健康，基牙位置基本正常等。若所选基牙有松动、牙体组织缺损大、牙根折裂等情况，需酌情对修复方案进行修改。

咬合关系

有些患者由于长期缺牙未及时进行修复，常会出现缺失牙的对颌牙伸长、缺牙间隙两侧牙齿向缺牙处倾斜移位等情况。一般情况下可通过正畸、局部调磨等方法进行改善。若上述情况严重，则不宜设计固定桥。

缺牙区的牙槽骨

缺牙区的牙槽骨在拔牙后 3 个月才基本稳定，这时可以镶固定桥。当然，伤口情况、愈合能力等也影响牙槽骨愈合的快慢，根据个人情况还会适当延长愈合时间。对于缺牙后影响美观的前牙缺失，可在拔牙后短期内行暂时桥修复，一方面有助于恢复美观，另一方面还有利于缺牙区牙龈的塑形。但随着牙槽骨的吸收，暂时桥和缺牙区的黏膜间会出现缝隙，影响美观和清洁，待牙槽骨吸收稳定后，需要重新更换一副与缺牙区黏膜贴合的全瓷或烤瓷固定桥。

▌ 年龄

一般来说，各年龄段的成年患者均可考虑固定局部义齿修复，同样也适用于高龄患者。但值得注意的是，正在发育的青少年口腔中牙齿的相对位置还没有稳定，随着发育的进行，牙齿、颌骨都还会继续发生相应改变，故在其生长发育期不宜采取固定局部义齿修复。待发育完全，上下牙齿咬合关系稳定时再进行固定义齿修复。

▌ 口腔卫生情况

口腔卫生良好、龋坏率低的患者固定修复预后好。

▌ 其他余留牙的情况

在决定选择固定桥修复时，不仅要考虑基牙的情况，还要综合考虑口内余留牙的情况。要求余留牙健康，中短期内不需要进行修复或拔除，以免刚完成固定桥修复，因余留牙的健康问题，需要拆除固定桥，重新制订修复方案。

采用固定桥修复，基牙的牙体组织磨切较多，不能接受磨切牙齿或不能配合磨切牙齿操作者无法进行固定桥修复。

综上，固定桥的适应证选择需结合口内检查和患者的个体特点及全身情况综合决定。

📖 固定局部义齿修复常用的材料

目前临床上常用的固定局部义齿材料包括金属、烤瓷、全瓷和树脂4类，详见表3-1。

表 3-1 固定局部义齿常用修复材料的特点比较

	金属材料	烤瓷材料	全瓷材料	树脂材料
美学性能	差	较好	好	较好
适用范围	适用于后牙固定修复，金属过敏者慎用	可用于前牙、后牙固定修复，金属过敏者慎用	可用于前牙、后牙固定修复	仅用于前牙、后牙的暂时性修复
价格	非贵金属价格低，贵金属价格高	适中	较高	较低
牙齿磨切量	较少	较多	较多	较多
修复体结构	单一金属	金属表面上瓷	一种或多种陶瓷	单一树脂
生物相容性	非贵金属相容性差，贵金属相容性好	非贵金属相容性差，贵金属相容性好	好	较好
对影像检查的影响	较大	较大	小	小
机械性能	高	与临床需要接近	与临床需要接近	较低
对对颌牙的影响	非贵金属对对颌牙磨耗大；贵金属对对颌牙磨耗小	对对颌牙磨耗适中	对对颌牙磨耗适中	对对颌牙磨耗较小

固定局部义齿修复的流程

第一次就诊：初诊检查

对口腔情况进行全面检查，包括缺牙区情况、基牙情况、余留牙情况、咬合关系和口腔卫生情况，并了解患者的主诉、要求和全身情况，评估是否可行固定局部义齿修复。若可以，确定修复前需要做的准备和治疗，必要时完成牙体、牙周、颌面外科等相关治疗；需要时拍摄患者面部和口内照片、制取研究模，进行修复效果分析，有时还可将研究模交技工室制作诊断蜡型，用于在患者口内模拟最终修复效果或作为磨切牙齿和制作临时修复体的导板。

■ 第二次就诊：牙齿磨切、制取印模

首先，用比色板与修复体相邻牙齿比对，选择修复体的颜色（金属固定桥不需要此步骤）。制取缺牙区所在半侧单颌印模（若有诊断蜡型此步骤可省略），用以制作临时修复体导板。然后排龈（也可在初步完成磨切，精细抛光前进行）磨切基牙（活髓牙在局部麻醉下进行）至修复体所需形态和空间，调磨对颌牙干扰和薄壁弱尖。制取印模，也就是将口内牙齿的情况用印模材转移到口外，交至技工中心制作修复体，必要时记录咬合关系。最后制作暂时修复体，用于从磨切牙齿到戴最终修复体期间对基牙的保护和对咬合关系的保持。

■ 第三次就诊：固定局部义齿试戴、黏固

将做好的固定局部义齿在患者口内试戴，通过调整就位、咬合、颜色直至达到要求后，抛光并用黏固材料黏固在基牙上。

对于需要咬合重建或美观要求高的患者，建议试戴暂时修复体（树脂过渡性义齿），调整至咬合适应或修复体的形态达到美观要求后，依据暂时修复体制作最终修复体。

可摘局部义齿

适用范围最广的牙列缺损修复方式

可摘局部义齿，也就是我们常说的活动义齿，是一种患者可以自行摘戴的用于部分牙缺失（牙列缺损）的修复体。根据国内第四次口腔流行病调查结果显示：55 ～ 64 岁的人群中戴可摘局部义齿的比例约为 13.6%，65 ～ 74 岁年龄段中，可摘局部义齿的使用率约为 20.4%。由此可见，在国内中老年人群中，可摘局部义齿具有较高的使用率比例。

　　可摘局部义齿主要通过义齿上设置的卡环和基托等装置将其固定在牙列中，利用天然牙和缺牙区剩余牙槽嵴做支持，恢复缺失牙及其周围缺损组织的解剖形态和生理功能。可摘局部义齿通常由金属支架、卡环、人工牙、支托和基托组成（图 3-3）。

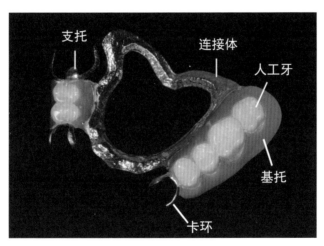

图 3-3　可摘局部义齿

▍人工牙

主要用于恢复美观与咀嚼功能。

▍基托

支持人工牙，并将𬌗力传导到口腔支持组织。

▌固位体

包括卡环和附着体，主要作用是使可摘局部义齿能够戴得住，减少脱落情况的发生。卡环固位体（即老百姓经常所说的"铁勾"）的应用更为广泛，其固位是基于卡环臂进入基牙的倒凹后所产生的固位力。

▌支托

其作用是将殆力传导和分散到基牙上，为义齿提供支持。

▌连接体

将可摘局部义齿的各部分连接成一个整体。

可摘局部义齿的适应证

可摘局部义齿的适应证广泛，从缺失 1 颗牙到只剩余 1 颗牙均可采用可摘局部义齿。尤其适合缺牙数目多、余留牙牙周健康情况较差的牙列缺损者和有软硬组织缺损的患者，如腭裂患者使用可摘局部义齿，可以在修复缺失牙的同时利用义齿基托封闭腭裂隙。此外，可摘局部义齿还常在治疗过程中作为一种短期的过渡性修复（即刻义齿、暂时义齿）。可摘局部义齿还适用于因身体健康不能耐受固定义齿修复、不接受大量磨除牙体组织、因经济条件等不愿采用固定义齿修复的牙列缺损者。

虽然可摘局部义齿适用范围广，但并不是所有人群都适用。无正常行为能力、生活不能自理、患有癫痫、严重精神障碍者，对义齿材料过敏又无其他材料可取代者，对义齿异物感明显又无法克服者不适合使用可摘局部义齿。

可摘局部义齿的优缺点

与固定局部义齿、种植义齿相比，可摘局部义齿的优点是适应证广泛，很多不适合采用固定局部义齿和种植义齿修复的均可采用可摘局部义齿修复。可摘局部义齿不需要像固定局部义齿那样磨除大量的健康牙体组织，也不用像种植义齿那样需要等待较长时间和承担手术风险。此外，可摘局部义齿的费用较固定局部义齿和种植义齿低，义齿损坏后可以修理。

但是，可摘局部义齿体积大，覆盖大量正常组织，初戴时常有恶心不适和发音不清，义齿与天然牙及组织间容易积存食物残渣和软垢，每天必须反复摘戴义齿和清洁，否则影响余留牙和牙周组织的健康。此外，由于有卡环等金属部件，美观效果较固定或种植义齿差，咀嚼效果不如固定局部义齿或种植义齿好。

可摘局部义齿佩戴的误区

▌误区 1：佩戴可摘局部义齿也一样吃硬性食物

可摘局部义齿的咀嚼效率不高，只能恢复天然牙的 30% ～ 40%，因此不宜啃食过硬的食物，如甘蔗、骨头、螃蟹等。可摘局部义齿稳固性不及天然牙，也不能吃过黏的食物，如奶糖等。

▌误区 2：可摘局部义齿不分日夜都带着

可摘局部义齿被戴入口内，易附着白念珠菌等大量有害细菌，这些细菌的繁殖会导致口腔菌斑的形成和堆积，会进一步造成口腔异味和炎症，因此，建议每次饭后将义齿取下清洗，夜晚临睡前应取下义齿，使口腔组织得到休息的同时避免误吞义齿。义齿取下刷洗干净后置于冷水中保存，以免变形。

▌误区3：可摘局部义齿只要还能戴着就一直用下去

义齿使用数年以后，因口腔内组织改变或义齿树脂老化，导致义齿与口内组织不密合，这样会使口腔支持组织（剩余天然牙与牙槽嵴）受力不均匀而加速吸收。因此，应定期进行复查，必要时及时进行重做，避免损伤天然牙或口腔内的其他组织。

▌误区4：义齿不需要刷洗清洁

食物残渣会在义齿和天然牙上存留，未得到清洁的义齿在再次戴用时，其上存留的食物残渣会加剧食物碎屑堆积，导致菌斑形成，所以，建议最好每次进食后一定要取下可摘局部义齿冲洗并漱口。

小贴士

制作可摘局部义齿前，还需进行哪些检查和治疗？

在制作可摘局部义齿前，应对口腔整体情况进行全面检查，包括牙周组织、牙龈组织和余留牙牙体组织检查。根据检查的结果，如果患者还患有牙周病、牙龈炎症，则需要进行进一步的牙周序列治疗（包括洁牙、牙周刮治等）。如果有松软的牙龈组织或不利于义齿就位的骨突，则需要进行外科修正手术。如果余留牙患龋或者有根尖周病变，则需要进行完善的牙体牙髓治疗，并根据需要进行冠修复。如果有牙齿残根，则根据剩余残根的长度和龋坏程度，决定是否保留残牙。上述这些治疗需要在制作可摘局部义齿前进行。根据难易程度和患者自身状况，可摘局部义齿通常需要耗时4～6周完成。

种植义齿

种植义齿的结构

种植义齿即种植牙，并不是真的"种"一颗自然牙，而是将与人体骨质兼容性高的生物材料经过精密的设计，制造成类似牙根形状的种植体，通过外科手术将其植入到缺牙区牙槽骨内，经过一定时间愈合，当种植体与牙槽骨牢固地结合在一起后，在其上面进行修复体（即义齿）制作，恢复功能和美观。

种植义齿的结构主要分3个部分（图3-4）：种植体、基台和上部修复体，三者共同承担固位、支持、𬌗力传导和恢复咀嚼功能。种植牙的原理基于骨结合理论，种植体的表面结构经过特殊的处理后，可与周围的骨组织发生骨性结合，这种结合能够承担由种植体向骨组织持续传导和分布负荷的功能。

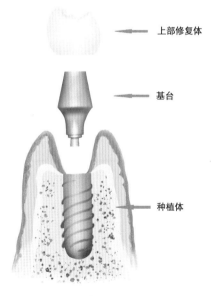

上部修复体

基台

种植体

图 3-4　种植义齿的结构

种植义齿的优缺点

优点：种植义齿是将种植体植入牙槽骨中代替天然牙根，与其他修复方式相比，种植义齿最接近天然牙的结构，咀嚼能力恢复较好，因此被称为"人类的第三副牙齿"。种植义齿是通过种植体与基台的机械连接来获得上部修复体的固位，不需要利用和磨削天然牙齿，对口腔余留牙的破坏最小，比传统的固定局部义齿和可摘局部义齿戴得稳固、牢靠，使用方便，舒适感较好。

缺点：种植义齿对患者身体健康状况和缺牙区的骨质、骨量要求比较高，相较于常规的固定局部义齿和可摘局部义齿，费用较高，就诊次数也更多。

种植义齿的适应证和禁忌证

种植义齿的适应证和禁忌证都要考虑全身健康状况和局部牙槽骨情况。

■ 适应证

在患者自愿、能按期复查、全身条件良好、缺牙区软硬组织无严重病变、无不良咬合习惯的前提下，只要缺牙区骨量和骨密度正常，或者通过特殊的外科手术解决了骨量不足的问题，都可以考虑种植义齿修复。

（1）单颗牙，多颗牙，甚至全口牙缺失的患者。

（2）对义齿美观功能有特殊要求的患者。

（3）缺牙区周围的自然牙条件不足以支持固定修复者。

（4）伴颌骨缺损后用常规修复方法不能获得良好的固位者。

（5）全口牙槽骨严重吸收，戴用全口义齿固位不良者。

▋禁忌证

（1）全身性疾病未得到有效控制者，如凝血机制障碍、血糖偏高等，会影响种植术后伤口的愈合，失败风险增大。

（2）缺牙区有颌骨囊肿、骨髓炎、鼻旁窦炎及较严重的软组织病变的患者。

（3）严重的牙周病但未做系统治疗的患者，在牙周病控制稳定之前不适宜做种植手术。

（4）严重错𬌗、紧咬牙、夜磨牙症、偏侧咀嚼等不良咬合习惯并未做治疗者。

（5）缺牙区骨量不足或者骨密度低，且无法通过外科手术获得充足骨量的患者。

种植义齿的治疗过程

种植义齿的治疗过程包括：临床检查和影像学检查、诊断与治疗设计、外科手术、义齿制作与修复、种植体和修复体的维护等（图3-5）。根据种植体植入与拔牙的时间关系，种植手术可以分为即刻种植、延迟种植（拔牙后3个月）和延期种植（拔牙后3个月及更长）。选用种植方式时，需要医生综合考虑缺牙位置、缺牙区软硬组织情况、患者主观要求等因素后来决定。

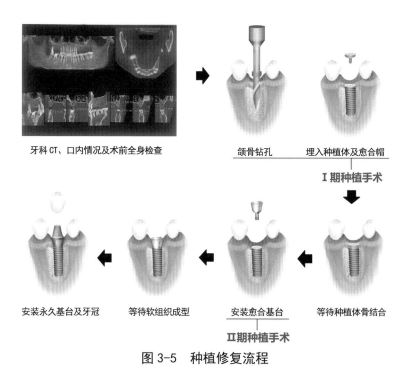

牙科 CT、口内情况及术前全身检查　　颌骨钻孔　　埋入种植体及愈合帽

Ⅰ期种植手术

安装永久基台及牙冠　　等待软组织成型　　安装愈合基台　　等待种植体骨结合

Ⅱ期种植手术

图 3-5　种植修复流程

通常种植牙的整体治疗分为 3 个阶段。

▌术前检查和治疗设计

第一次就诊时检查口腔，拍摄口腔颌骨 CT 和口腔内照片，同时全面评估口腔炎症等各项指标。医生会询问患者全身病史，患者需要检查血常规、初凝血时间、血压、血糖、乙肝五项、感染四项等。确定患者能够进行手术后，制作口腔模型，制订手术方案。

▌种植手术过程

切开牙龈，露出牙骨窗；牙槽骨打孔，植入种植体即人工牙根（1 周后拆线）；安装愈合帽，留出足够的时间（通常需要 3 个月左右，具体时间因骨条件、种植系统、手术过程等而异）让骨组织和种植体结合。

■ 上部修复阶段

取下愈合帽，安装愈合基台，穿出牙龈，等待软组织成形。在约3周后，软组织成形，取模，制作义齿。用永久基台换下愈合基台，安装义齿。修复后应注意日常维护和定期复查。

种植义齿修复的并发症

种植义齿修复的并发症与种植义齿设计、上部结构设计不良及患者自身维护不当等因素有关。包括以下几类。

■ 机械并发症

种植义齿修复的机械并发症主要表现为基台或螺丝的松动和折断与种植体折断。产生原因包括种植体疲劳、应力集中，选择不当、咬合力过大，使用时间过长，金属疲劳、腐蚀，患者不良咀嚼习惯等。

处理措施：在设计和制作过程中应针对上述原因加以预防。医生首先应该根据患者的具体情况选择合适的种植体，降低牙尖高度、斜度以减小侧向力，减径以减轻𬌗力，缩短悬臂梁及支架的长度等，然后加固螺丝或直接更换螺丝。一旦出现种植体折断，通常需要取出种植体。若折断的种植体根尖部分很小且难以取出，在无临床症状、无局部炎症的情况下可以保留在牙槽骨内。

■ 生物学并发症

种植义齿修复的生物学并发症包括种植体周围黏膜炎、种植体周围炎。种植体周围黏膜炎主要表现为软组织充血、水肿或增生，受到机械刺激如刷牙等易出血。种植体周围炎的表现除以上症状外，还可表现出深的种植体周围袋和牙槽骨吸收。生物学并发症多由菌斑、结石、咬合创伤等引起。

处理措施：去除病因，局部冲洗，并配合适当的抗生素治疗，必要时可考虑翻瓣刮治、引导骨再生技术（guided bone regeneration，GBR）等。因此，种植修复后应保持口腔卫生，定期复查，积极预防生物学并发症。严重者需要拔除种植体，待伤口愈合后再根据情况确定下一步治疗方案。

▌ 美学并发症

种植义齿与传统义齿不同，其上部结构的位置、大小和形态很大程度上受种植体植入的位点和方向的影响，种植义齿修复的美学并发症也较为常见。

临床表现：种植义齿龈乳头处"黑三角"、金属基台的颜色外露、牙龈形态和高度与邻牙不一致、修复体长宽比失调等。

处理措施：术前精准设计植入位置，应用增量技术改善软硬组织条件，施行龈成形术改善软组织形态，选用角度基台或磨改基台来调整种植体方向不良引起的美观问题。

📖 种植义齿的成功率

这是很多患者最关心的问题之一。种植义齿修复的成功率与多方面因素有关：患者的全身状况及局部条件、严格规范的手术操作、种植系统的选择、种植及后期修复的设计、患者的日常维护等。有一点可以明确的是，种植技术在迅速发展并完善，国内近年的报道显示，规范的口腔种植治疗可以达到 10 年 95% 以上的成功率或存留率。

常见问题，疑问医答

固定局部义齿修复后出现牙龈红肿、疼痛怎么办?

　　牙龈红肿、疼痛首先检查牙周情况，并排除是否有粘接剂存留。若牙周不良则进行牙周治疗，若有粘接剂存留就将其清除干净。出于美观或因基牙粭龈距不足等，常将固定局部义齿固位体的边缘放置在平龈或龈下（龈沟内），然而当义齿边缘进入龈沟后，常会影响龈沟内的原有环境。一般来说，人体有一定的适应能力，不会因此产生疾病性改变。但每个个体都不一样，有些个体在此情况下则可能出现牙龈红肿、疼痛等症状，尤其是口腔卫生习惯差者，极易患上牙周疾病。故建议患者应养成良好的口腔卫生习惯，并格外注意义齿周围的卫生。

　　除患者自身因素外，也有可能因为义齿外形有些许缺陷以致牙龈红肿，此时建议对外形进行修改或拆除重做。

固定局部义齿修复后出现牙疼怎么办?

首先不同时间点、不同性质的牙疼原因是不同的，需要进行鉴别。

▌基牙预备后出现疼痛
一般牙齿在磨切后都会对外部刺激格外敏感，常表现为牙齿受到冷热刺激时会出现酸痛不适感。一般情况下可对基牙进行一定的脱敏处理，症状即可逐渐缓解。若出现疼痛未见缓解反而加重，在不刺激牙齿时也会疼痛（即自发痛）的情况，则有可能发生了牙髓炎，应尽快开髓并进行根管治疗缓解症状。活髓牙预备后戴用暂时修复体时，若进食过冷、过热食物，也会引起基牙疼痛，建议避免进食过冷、过热食物。

▌固定桥戴入或黏固过程中或黏固后近期出现疼痛

牙齿被磨切后会变得格外敏感，义齿在戴入时的机械摩擦、黏固时使用的消毒药物刺激、粘接剂中的游离酸刺激、冷热刺激等都会引起基牙酸痛。一般情况下待粘接剂结固之后，疼痛即可消失。若是黏固后近期出现疼痛，如戴修复体后第二天开始酸痛，则可能是由于还未完全适应修复体，建议观察一段时间。若仍未缓解，建议复诊。

▌固定桥黏固后近期内出现上下牙咬在一起时疼痛

口腔内上下牙列的咬合极为精密，咬合出现一点点改变都会感到不适。所以常会出现由于义齿与对颌牙齿的接触对位不良造成上下牙咬在一起时疼痛的状况。建议及时复诊对固定局部义齿进行调磨，处理后疼痛会很快消失。如果没有及时处理则有可能造成急性牙周膜炎，加剧疼痛。必要时拆除固定桥，在症状痊愈后再重新修复。

▌固定桥使用一段时间后出现上下牙咬在一起时疼痛

有可能是创伤性牙周炎或根尖周炎引起，需通过尽快就诊、进行检查以明确诊断。确定疼痛原因后，需针对不同病情进行治疗。牙周炎需要进行牙周治疗，根尖周炎则有可能需要拆除固定桥后做根管治疗。除此之外，若病情发展严重，成为严重的根尖周炎合并牙周炎时，则有可能需要拔除患牙，重新设计修复方案。

▍固定桥使用一段时间后出现遇冷热刺激疼痛

可能存在的原因较多，例如：基牙产生了继发龋；牙龈退缩，导致牙颈部，也就是牙齿很脆弱的部分暴露出来；粘接剂溶解等。针对粘接剂溶解的问题，可在无损固定桥的情况下拆下来重新黏固，其他情况建议拆除固定桥，治疗患牙后再重新修复。

▍每当上下牙咬在一起时牙齿就会发生触电一样的疼痛

这可能是由不同金属的修复体之间所产生的微电流所致，需要改用相同的金属材料进行修复，或者用非金属材料修复。

固定局部义齿修复后出现吃东西总"塞牙"怎么办？

引起"塞牙"的原因有很多，有可能是义齿与周围牙的接触不良所导致的食物嵌塞。若嵌塞严重无法较好地清洁，建议拆除固定桥后重新制作。若因对颌牙齿的楔状牙尖使食物进入义齿邻间隙，引起"塞牙"，这时调磨对颌牙齿的楔状牙尖以缓解症状。除此之外，邻面接触良好，但因牙龈退缩形成水平型食物嵌塞，则应进行必要的牙周治疗以尝试改善。

如果固定桥破损了怎么办？

一般情况下建议拆除后重做。对于瓷层折裂却未暴露金属基底的，在不影响咬合和美观时可进行抛光处理，或采用专门的修补材料直接修补。如果只是折了一小片瓷且折片完整，可以用黏接材料进行黏固。如果暴露金属层，则需要在口内将金属表面粗化后修补，但修补后的修复体使用寿命有限。

如果固定桥松了怎么办？

这时需要分清是固定桥连带基牙整体出现松动还是仅固定桥松动。若是基牙松动，但松动程度较轻，可通过调𬌗减轻基牙负荷，观察松动是否有缓解。若基牙松动程度较重，达到Ⅱ度甚至Ⅲ度松动，则需拆除固定桥，根据口内情况重新制订综合治疗方案。若仅固定桥松动，可在无损固定桥的情况下取下固定桥，进行口内必要的处理后重新黏固，否则需拆除固定桥进行必要的处理后重新制作。

什么情况下做可摘局部义齿修复？

可摘局部义齿就是可摘带的义齿，通过卡环（挂钩一样的东西）固定在余留牙上，主要优点是磨牙量较少、制作过程相对简单、费用较低廉等。一般而言，可适用于各种口腔条件的患者。

当缺牙处的邻牙不能做基牙或不希望磨掉健康的天然牙，或牙槽骨吸收严重又不想植骨的患者，此时不能做固定牙和种植牙，可以考虑可摘局部义齿。

患者的经济条件不允许进行固定义齿与种植义齿修复时。

缺牙伴有牙槽骨、颌骨和软组织缺损者，此时活动义齿是最佳的修复方案，在恢复缺牙的同时也恢复了牙槽骨、颌骨和软组织缺损。

患者年龄较大，不能接受长时间的口腔内操作时。

前牙区拔牙后创口未完全愈合，但不能缺牙或需要可摘局部义齿作为过渡性修复的，可制作即刻义齿。

可摘局部义齿佩戴久了会不会把其余牙戴坏? 会不会导致牙龈萎缩?

总体而言，人体衰老出现生理性的牙齿松动与牙龈萎缩无法避免，生理性进展的速度因人而异，与性别、年龄、体内激素水平、口腔的卫生状态都有着一定的关系。一般而言，佩戴可摘局部义齿对余留牙的松动度影响不大。但是以下情况则会明显加速余留牙松动和牙龈萎缩。

摘戴义齿的方法不当，强行摘带，会造成基牙（挂钩的牙齿）受力过大，甚至会导致慢性拔牙的后果。

义齿使用习惯不当，长期不摘带、不清洁义齿，均会造成口腔内细菌增殖与牙菌斑的堆积，引起基牙的牙龈炎与牙周炎，从而加速口内基牙松动与牙龈萎缩。

一副义齿戴的时间过久，会出现义齿的挂钩、基托等固位与支持装置和口内基牙、牙槽嵴不密合，从而导致剩余天然牙、基托下的黏膜和骨组织支持组织受力不均匀，而加速口内剩余牙松动与牙龈萎缩。

佩戴可摘局部义齿的患者需定期到医院复查，一般 4～5 年考虑更换义齿。

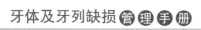 可摘局部义齿发生牙齿脱落、基托折裂等损坏后怎么办?

可摘局部义齿使用后由不同原因造成基托折裂、卡环折断、人工牙脱落等损坏，不要惊慌，可以对可摘局部义齿进行一定程度的修理。可摘局部义齿的修理主要包括下列几种情况。

▌ 基托折裂

义齿掉落、基托厚度过薄、基托老化、咬合力过大等原因都可导致基托折裂。树脂基托可以利用自凝树脂进行修复，可能会出现修补的痕迹。若金属基托折裂，则不能进行修补，需要对义齿重新进行制作。

▌ 卡环折裂

卡环折裂主要是因为在义齿佩戴过程中导致卡环反复弯折，尤其是佩戴方法不当造成卡环受力不当。钢丝弯制的卡环可以进行折断卡环的替换；铸造的卡环一般不能进行修理。若明显影响固位，则需重新制作。

▌ 人工牙脱落

在临床中会出现咀嚼习惯不当、牙齿使用不当、意外事故等各种原因导致的人工牙脱落，这种情况需要人工添加义齿。

需要注意的是，可摘局部义齿的修理大部分是不能在椅位旁边完成的，需要送去技工室修理，需要一定周期，一般 3～4 天，这段时间患者是不能使用可摘局部义齿的，因此在前往医院修理时需要做好相关准备。

使用可摘局部义齿后剩余天然牙脱落怎么办？

可摘局部义齿在临床使用过程中，会出现剩余的天然牙脱落，这会有什么影响呢？患者应当注意以下几点。

▌影响义齿的稳固性

可摘局部义齿通常通过金属卡环与天然牙之间的摩擦力及多个固位体的脱位力方向不同而造成的相互制约力进行固位，若脱落的天然牙上设置有卡环等固位装置，脱落会破坏固位原理，导致义齿松动或脱落。

▌使义齿受力不均，磨损严重

天然牙缺失，会导致剩余牙齿包括义齿受力不均，长时间会造成牙齿的磨损程度不一，影响正常咬合。

▌塞牙，影响美观

天然牙缺失会导致食物残渣嵌塞，影响正常咀嚼功能和日常清洁；长时间会腐蚀义齿部件，损伤牙周组织。

因此，当剩余天然牙脱落时，应当及时到医院就诊，医生会根据口内实际情况对原有义齿添加人工义齿或者重新进行可摘局部义齿的修复。

种植牙是终身的吗？能用多久？

国内外有多种关于种植成功修复的标准，文献报道的种植修复成功率结果也有较大差异。总体来讲，种植修复的 5 年成功率在 95% 以上，10 年成功率在 90% 以上，种植修复已经是非常成熟的牙列缺损与牙列缺失的治疗方案。在各方面条件具备的情况下，可以放心选择，但不能盲目应用。有研究报道，5年以上的种植修复病例中，有超过50%发生了种植体周围黏膜炎症，并存在不同程度的种植体周围骨吸收。长期的治疗效果与多方面因素有关，包括治疗方案的合理性、治疗实施的规范性、修复材料的性能、患者的全身状况与口腔局部条件、复诊维护的依从性等，医患双方需要共同努力，才能实现最佳修复效果。

老年人还能种牙吗？

年龄不是判断能否种牙的绝对指标，只要身体健康，没有种牙禁忌证的患者均可以种牙。实际上，一些老年人由于缺牙时间久，牙槽骨吸收严重，常规全口义齿无法获得良好固位，种植牙刚好可以解决这个问题，因此，越来越多的老年患者选择种植牙修复。随着技术的进步和材料的发展，种植修复的禁忌证正在逐步减少。当然，对于伴有严重全身疾病的老年患者，我们不建议进行种植外科手术，如控制不佳的糖尿病、严重的心血管疾病、肝肾功能不全等。

为什么有的人种牙需要植骨？

将人工牙植入缺牙区牙槽骨时，牙槽骨的骨密度、宽度和高度必须满足一定的要求。在缺失牙齿后，牙槽骨由于缺少生理性刺激会发生萎缩；或者因为外伤造成牙槽骨部分缺损；或者因为牙周炎等使牙槽骨的骨量不足，很难取得人工牙植入后需要的稳定性。这种时候，需要通过特殊的外科操作来解决骨量不足的问题，也就是需要通过植骨手术来增加骨量，达到种植义齿手术所需要的要求。

吸烟、喝酒对种植牙有影响吗？

随着人们物质生活水平的提高，越来越多的人选择种植牙。但有许多人不明白为什么种植前医生要反复交代不能吸烟，吸烟到底对种植牙有什么影响？

虽然吸烟不是种植治疗的绝对禁忌证，但是循证医学研究结果证实吸烟会显著增加种植体周围感染的发生率，种植治疗失败的风险高。烟草燃烧的副产物，如尼古丁、一氧化碳、氢氰酸等的作用会诱发口腔软组织炎症，并影响种植体与骨结合的效果。吸烟也会使口腔微环境改变，如口腔温度升高导致的相关危害。简言之，有吸烟习惯可以进行种植修复，但是为了种植修复的远期效果，建议戒烟或尽量减少吸烟量。

目前尚无酒精影响种植体骨结合的证据，饮酒不是种植治疗的禁忌证。但是，有个别循证医学研究发现，每天饮酒量超过 10 g 会导致种植体周围骨吸收，其程度较吸烟更甚，原因可能是饮酒导致的全身健康状态不良、患者自身口腔卫生维护能力较差、依从性不足等。

糖尿病患者可以做种植牙吗？

糖尿病不是种植牙的绝对禁忌证，事实上，绝大多数糖尿病患者是可以做种植牙的。能否进行种植牙手术，主要取决于患者的血糖水平和糖尿病症状是否严重。经过系统的治疗后，血糖控制在合理范围内且稳定一段时间，可以进行种植牙手术。术前须告知患者，伴随糖尿病的种植牙手术风险明显高于正常患者。对于轻、中度糖尿病患者，术前采取饮食、药物控制血糖，注意糖尿病患者的术中要有更严格的无菌操作。此外，术前、术后要严格服用抗生素；选择更为保守的种植方案；积极配合医生的治疗计划，能做到按时复诊和后续治疗。

义齿养护常识

固定义齿修复后如何进行维护？

1. 建议固定局部义齿修复 24 小时后再用其正常咀嚼，以确保粘接剂完全结固。

2. 避免咬过硬食物，以防固定桥破损或基牙、对颌牙折裂。

3. 养成良好的口腔卫生习惯，定期维护牙周健康。

4. 定期复查固定桥和口内余留牙健康情况，及时发现问题，及时进行对症处理。

5. 对于有夜磨牙症的患者制作𬌗垫，睡觉时佩戴，同时积极寻找病因，治疗夜磨牙症。

活动义齿佩戴后注意事项

患者初戴活动义齿时，口内常有异物感，唾液分泌增多，甚至是恶心、呕吐，有的发音不清、咀嚼不便，这些都属于正常现象，只要坚持戴用，以上症状便可逐渐消失。应先练习吃软的食物，待适应后再逐渐增加食物的硬度。

戴义齿的方法应该在椅旁和医生充分沟通，在医生的指导下进行数次练习，确认掌握摘带方法后，回到家中应耐心练习，找到规律，不可急躁强行摘戴。切勿用强力拉卡环，以避免卡环变形。戴义齿时，应用手戴就位后再咬合，绝不可以用牙咬合就位，以免损坏义齿。

初戴义齿后，可能有黏膜压痛现象，甚至出现黏膜溃疡，应复诊修改，如不能及时复诊，可暂时不戴，取下义齿放于冷水中。去医院复诊前数小时必须戴上义齿，以便能准确找出压痛点，便于修改。

如有不适，不要自行磨改。口腔内组织每天都在发生着变化，若可摘局部义齿长期不戴（1个月以上），义齿很可能因不能与口腔内组织密合不能再使用，需要重新进行活动义齿的修复。

每隔半年至1年到医院复诊检查一次，以便发现问题及时处理，确保支持组织的健康。

可摘局部义齿的护理

可摘局部义齿像天然牙一样，戴入口内也可能附着白念珠菌等有害细菌，若不进行日常清洁，容易导致菌斑的附着和增殖，久而久之便可能会引起口腔炎症和异味。当附着在义齿上的某些细菌通过口咽部进入呼吸系统，还可能会引起细菌性肺炎。因此，建议所有的义齿佩戴者在每顿饭后、睡觉前都要摘下义齿，进行日常清洁和保养工作。

遗憾的是，很多义齿佩戴者不知道如何正确清洁义齿，可能有的人看上去很认真清洁了，如用热水、酒精浸泡义齿。其实这些护理义齿的方式是错误的，甚至还起了反作用。如果用高温的热水、有机溶剂（如酒精）清洁，很可能导致材料变形、变质，义齿的强度就会变差，有的还容易折断。清洁义齿时避免使用普通牙膏进行刷洗，因为义齿上的树脂材料硬度要远远低于天然牙，牙膏中的成分很容易让义齿受到磨损，使基托表面变得粗糙，从而更加容易造成菌斑的堆积。

▌ 第一步：泡

可以使用清水或适当使用义齿清洁片浸泡义齿，保持水面可以完全覆盖义齿，如果是睡前，可以浸泡一整晚（图3-6）。

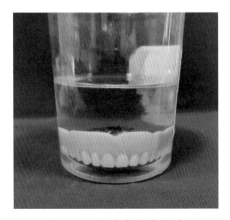

图3-6 用清水浸泡义齿

▍第二步：刷

取出浸泡的义齿，用软毛刷蘸取清洁片溶液刷洗义齿，尤其是转角等卫生死角和与牙龈直接接触的面（图 3-7）。

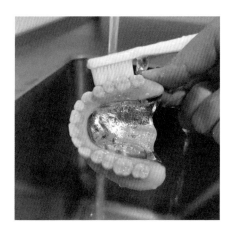

图 3-7　刷洗义齿

▍第三步：冲

刷洗义齿过后，再用清水彻底冲洗干净，其后进行佩戴（图 3-8）。

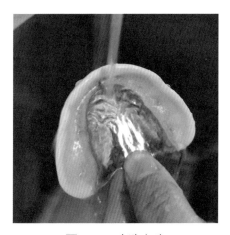

图 3-8　冲洗义齿

种植义齿的健康维护

不管天然牙还是种植义齿，牙龈和牙齿、种植义齿紧密接触封闭，形成的天然屏障可以阻止细菌入侵。但对于种植义齿来说，这种接触显然没有天然牙那么紧密。所以，种植义齿抵抗细菌的能力差一些，更需要日常的精心维护。种植义齿日常护理最重要的一条就是清洁。清洁可以让口腔里的细菌，特别是种植体周围的细菌浓度降低到最低水平。

日常护理种植义齿的主要措施有以下几方面。

漱口：这是最简便的维护方式，可以简单、迅速地清除绝大部分食物残渣，暂时减少口腔中微生物的数量，但不能清除牙菌斑。

刷牙：不管是天然牙还是种植义齿，刷牙都是最有效的口腔清洁方式之一。应选择刷毛较柔软、其末端为圆头的牙刷。

在刷种植义齿时，需要更温柔一些，以免破坏牙龈和种植义齿之间的结合封闭。

可使用特殊清洁器械，如牙线、间隙刷、冲牙器等。牙线可以进出牙缝，清洁牙齿侧面。现在还有专门供种植义齿使用的牙线，中间部分膨大，略粗一些，更有利于清洁牙面。

在日常自我维护的基础上，建议患者还应该定期到医院复诊，请医生检查，并根据需要进行专业的护理。

第四章
牙列缺失修复技术

牙列缺失是指口内所有牙、牙根全部缺失，又称无牙颌。牙列缺失是临床的常见病、多发病，多见于老年人。随着人口老龄化程度的进展、人均寿命的延长及人民生活水平的不断提高，未来会有越来越多的无牙颌患者寻求义齿修复治疗。

　　引起牙列缺失最主要的原因是龋病和牙周病（典型症状为牙齿松动）。就龋齿而言，随着龋坏病变的扩大，患牙上的"洞"越来越大，最终成为无法保存的残冠、残根，就只能考虑拔除；就牙周病而言，牙齿会经历牙龈出血、牙齿轻度松动，到最终牙齿重度松动无法治疗，甚至自行脱落。另外，老年人随着年龄的增长，发生生理性退行性病变，导致牙龈萎缩、牙根暴露、根面龋坏、牙槽骨吸收，也会造成牙齿无法保留或自行脱落。牙齿缺失有时也可见于年轻患者和中年患者，对这些患者而言，引起口内全部牙齿缺失的原因包括全身疾病、遗传性疾病、外伤及不良修复体等。

全口牙齿缺失后的变化及影响

牙槽骨萎缩

　　牙槽骨是包绕在牙根周围的骨组织。全口牙齿缺失后，牙槽骨因缺乏咀嚼刺激，会发生失用性萎缩，水平向厚度和垂直向高度都会下降（图4-1）。在水平方向上而言，由于上颌和下颌牙槽骨的密度不同，全口牙齿缺失后，上颌牙槽骨从唇侧向舌侧吸收，牙弓逐渐变小，而下颌牙槽骨主要从舌侧向颊侧吸收，牙弓相对变大。由于上、下颌牙弓不协调，全口牙齿缺失的患者常常呈现出"地包天"的反颌状态。在垂直方向上，牙槽骨的高度会显著降低，严重者甚至会引起下颌骨内神经直接暴露于骨面上，为义齿修复带来困难。牙槽骨吸收的程度、速度与缺牙原因、骨质致密度及全身健康等都有关。

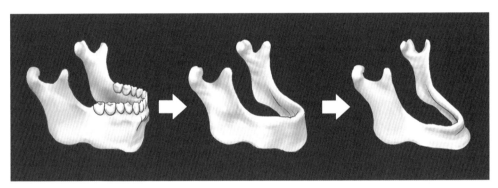

图 4-1　全口牙齿缺失后牙槽骨吸收变化情况

软组织萎缩、凹陷

　　全口牙齿缺失后，面部软组织和口内软组织都会发生变化。面部软组织方面，面颊部皮肤、肌肉缺乏牙槽骨的支撑而凹陷，同时口角下垂、皱纹加深，呈现出衰老面容（图 4-2）。口内软组织方面，舌头会因为失去牙齿的限制而变大，口腔黏膜也会萎缩，变得薄而敏感易痛。

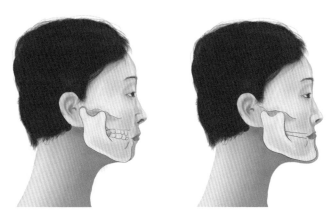

图 4-2　全口牙齿缺失后面容变化情况

颞下颌关节不稳定

　　完整的牙列和咬合使上、下颌骨的相对位置呈现相对稳定的状态。全口牙齿缺失后，下颌骨缺乏稳定的支持，常处于游离的、不稳定的状态。加之全口牙齿缺失后，患者会主动将下颌前伸（图4-3），试图用上、下牙床来挤压、研磨食物，导致下颌骨向前移位。长此以往，颞下颌关节可能发生弹响、疼痛等病变。

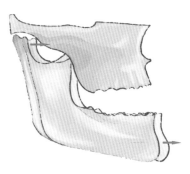

图 4-3　全口牙齿缺失导致的下颌骨位置改变

影响消化

牙齿最主要的功能就是咀嚼，而咀嚼是人类对食物进行消化吸收的第一个步骤。全口牙齿缺失后，患者几乎丧失了所有的咀嚼功能，食物无法被嚼碎就直接进入胃肠道，增加胃肠道的负担，长此以往，将引起胃肠道功能紊乱、影响营养吸收和全身健康。

发音的变化

牙齿是辅助发音的重要器官，和舌、唇、颊肌密切配合，控制气流，使人们能够发出不同的声音。牙齿缺失后，气流的控制会发生变化，就会发生吐字不清的问题。

影响心理

牙齿缺失后，患者的面型、发音、咀嚼都受到影响，常让患者产生自卑心理，影响患者的社会交往。

综上所述，全口牙齿缺失后应尽快进行修复，最大程度地恢复患者的咀嚼功能，改善发音和面型，维护患者的生理及心理健康。医生可根据患者口内牙床的条件，结合患者的要求、全身健康情况及经济情况等，选择合适的修复方案。目前全口牙齿缺失常用的修复方式有传统全口义齿修复及种植支持、辅助全口义齿两大类。

传统全口义齿修复技术

传统全口义齿经济实惠，在口腔临床工作中广泛应用多年，技术成熟，目前在我国仍然是牙列缺失患者最常规的修复方式。

全口义齿的组成

全口义齿由人工牙和基托组成（图4-4）。

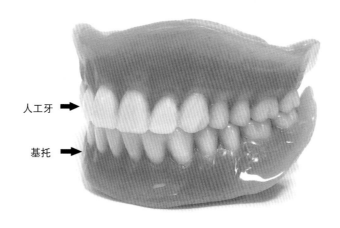

人工牙 ➡

基托 ➡

图4-4 全口义齿外观

人工牙

人工牙的作用是恢复牙齿外形、咬合、辅助发音。目前最常用的是树脂牙，个别情况下也可以选用陶瓷牙。

树脂牙具有重量轻、与基托材料结合性好、易于调改等优点，但也有易变色、耐磨性较差等问题，长期使用后磨耗明显，牙尖变平，导致义齿咀嚼效率下降，患者面下 1/3 距离再次变短。近年来，树脂材料得到改进，耐磨性明显提高。

陶瓷牙具有美观、不易着色、耐磨性好的优点。但也有重量大、质脆易崩、不易与基托结合等问题，因此只在极个别情况下才会使用。

基托

基托的作用是连接人工牙，恢复缺损软硬组织，使义齿分别固位于上下无牙颌上，并将咬合力传递并分散到牙槽嵴上。临床上常用的材料有树脂基托和金属基托两大类。

树脂基托易于调改、吸附力好，但是强度低，因此必须有足够的厚度。树脂基托义齿异物感会比较强，容易折断，易摔坏。近年来，注塑技术的使用使树脂基托的韧性、抗折性和密合性都得到了改善。

金属类基托强度高，不易折断。通常可以做得比较薄，患者佩戴的异物感小。缺点是不易调改，与牙床吸附力差一些。目前，临床常用的金属基托有钴铬合金和纯钛两大类，其中纯钛基托因重量轻而更受医生和患者的欢迎。

全口义齿的固位与稳定

固位是指义齿对抗垂直向脱落的能力，即义齿能够戴得住、戴得牢。全口义齿的固位力主要由吸附力、表面张力和大气压力提供。简而言之，全口义齿就像一个"吸在湿润表面的吸盘"，通过边缘的封闭使基托与黏膜间形成一个相对的负压状态，同时黏稠的唾液充满基托与黏膜间的间隙，使义齿能够"吸"在牙槽嵴上。

稳定是指义齿对抗水平方向作用力引起的移位和翘动的能力。人工牙的排列及基托的外形是影响义齿稳定的主要因素。一方面，良好的人工牙排列及基托外形能够使舌肌（向外推义齿）、唇颊肌（向内推义齿）引起的水平向力量获得平衡，使义齿在这些肌肉的内外夹持下获得稳定；另一方面，良好的人工牙排列使上、下颌牙齿具有紧密、稳定的咬合接触，避免义齿像跷跷板一样以咬合高点为支点发生翘动。

从患者角度来说，牙槽嵴丰满度、唾液质量、黏膜性质是影响全口义齿固位与稳定的主要因素。牙槽嵴越宽大，义齿基托与黏膜的接触面积越大，获得的"吸力"也就越大；牙槽嵴越高，义齿抵抗水平向脱位力的能力就越强，稳定性就越好。唾液黏稠、分泌量适宜的患者全口义齿修复时更容易获得良好的固位力。口腔黏膜弹性好、韧性强的患者，义齿与黏膜间更容易形成负压状态，因此义齿固位力更好。

全口义齿的临床诊疗过程

全口义齿的修复过程比较复杂，每一步都会影响到最终修复效果（图4-5）。因此，一副满意的义齿，需要患者和医生之间有良好的沟通、信任和配合。一般来说，全口义齿修复需就诊5次以上。

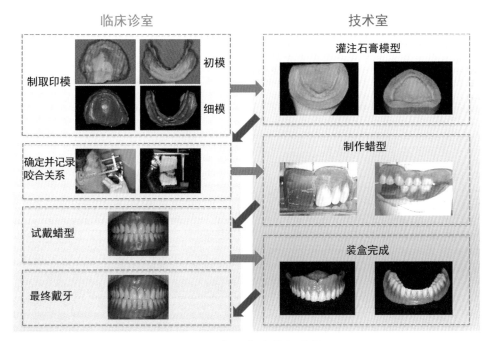

图 4-5　全口义齿修复流程

▌ 第一次就诊

制取初印模。印模的质量是决定全口义齿修复效果的关键因素，准确制取印模至关重要。患者牙齿全部缺失后，牙槽骨形态各不相同，而成品托盘形状比较单一，难以适合所有患者的口腔情况。所以，目前临床上一般采用二次印模的方法。在第一次就诊时，医生使用成品托盘制取初印模，然后为患者制作个性化的个别托盘。

▌ 第二次就诊

制取精细印模。医生利用个别托盘，根据患者黏膜在生理活动下的状态对个别托盘进行边缘整塑，随后用精细的印模材料制取用于义齿制作的工作印模。

▌第三次就诊

确定并记录颌位关系。医生在工作模型上制作暂基托和蜡殆堤，利用其确定并记录下颌骨相对于上颌骨的水平和垂直位置关系。口内确认这一位置关系稳定、可重复，将上、下颌模型按照上述相对位置关系固定到殆架上。

▌第四次就诊

试戴。将技工完成的蜡型在患者口内试戴，检查蜡型的固位稳定、殆位关系，让患者对义齿前牙的外形、排列及面型的恢复程度进行评价。如果试戴中发现问题，及时修改。

▌第五次就诊

戴牙。在患者口内试戴完成的全口义齿，调整义齿咬合使上下牙列达到广泛均匀的咬合接触，并消除下颌侧方运动、前伸运动时的牙尖干扰。同时，调整基托边缘使其长短适合，调整基托与牙床接触的组织面，使其对牙床的压力适当。指导患者戴牙，帮助患者尽快适应义齿并使义齿发挥功能。

▌复诊

一副新的全口义齿就像一双新鞋子，患者使用中可能会发现咬合疼痛、容易脱落等问题。出现问题后，患者应预约复诊，及时处理。

无牙颌种植义齿修复

传统全口义齿修复是目前多数无牙颌患者的常规修复方法，但是对于缺牙时间长、牙槽嵴低平的患者，因义齿的固位、稳定与支持不足，往往达不到满意的修复效果。修复后常出现义齿戴不住、戴不稳,咀嚼效率低,甚至牙床疼痛、红肿等状况。另外,由于义齿的基托面积很大,个别患者也可能出现恶心或者发音不清等无法适应的情况。

口腔种植技术的发展为牙列缺失修复开辟了新的途径,利用植入颌骨内的种植体,可以改善全口义齿的修复效果,提高无牙颌患者的生活质量。

义齿与牢固长在骨内的种植体连接在一起,可以明显提升固位与稳定效果,解决戴不住、戴不牢的问题。

种植体能够为义齿提供有效的支撑,义齿咀嚼时受到的咬合力,通过种植体穿过牙槽嵴黏膜,直接传递到牙槽骨,解决黏膜压痛的问题。

与传统义齿相比,义齿利用种植体获得固位、稳定与支持作用,可以大大缩小基托面积,会显著缓解佩戴中的不适感。

种植体能够将咀嚼力有效传导到颌骨,会对骨组织形成良好的生理性刺激,延缓牙槽嵴的进一步萎缩和吸收。

国内外学者进行了大量无牙颌种植义齿相关的研究,证实其在稳定性、舒适度和咀嚼功能等方面均优于传统全口义齿。随着生活质量的提升,人们对于修复的功能与美学效果提出了更高的需求,种植修复技术为人们提供了更多的选择。

无牙颌种植义齿与传统全口义齿的选择

随着技术的进步与材料的发展,种植修复的禁忌证越来越少,已成为口腔临床的一种常规修复方法。无牙颌患者是选择种植修复还是传统全口义齿修复，要综合考虑以下方面因素：

▍传统全口义齿的修复效果

（1）余留牙槽嵴的条件，能否为义齿提供良好的固位、稳定与支持作用。

（2）能否接受义齿基托的异物感和对发音的影响。

（3）以前是否曾接受过全口义齿修复，能否达到比较满意的修复效果。

▍口腔局部条件

（1）预计的种植位点骨质与骨量条件是否满足种植体植入需要。

（2）是否存在张口受限等问题影响种植手术实施。

▍全身健康状态

（1）能否承受多次放射线检查。

（2）能否承受种植外科手术治疗。

（3）是否患有系统性疾病影响手术伤口愈合或种植体与骨的结合。

▍社会心理因素

（1）是否具有一定的抗风险能力。无牙颌种植修复治疗程序复杂，治疗周期漫长，过程中可能会调整治疗方案，并且存在失败风险。

（2）是否具有良好的依从性。为保证远期效果，义齿使用者需要遵从治疗计划，按期复诊或复查，养成良好的口腔卫生维护习惯，接受戒烟等建议。

（3）是否具有相应的经济承受能力。种植修复费用高，不仅体现在治疗阶段，后期维护也需要一定的支出。

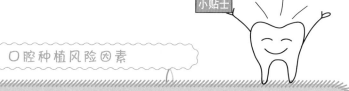

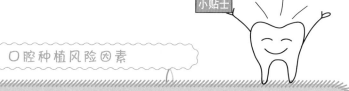

小贴士

口腔种植风险因素

　　随着新材料、新技术应用的日益完善，种植修复应用越来越广泛，风险因素的界限也在变动。如以前认为因全身状况不能施行种植手术的血压≥180 mmHg的患者，现在可在心电监护给药降压条件下顺利完成手术。尽管如此，目前仍存在一些高风险因素或风险因素需要特别注意，这些因素会影响手术伤口的愈合、种植后骨结合的效果和种植体骨结合的长期保持。

　　种植高风险因素：严重的骨疾病，如成骨不全和溶骨症；因病毒感染导致的免疫缺陷，如人类免疫缺陷病毒（human immunodeficiency virus, HIV）；应用药物治疗，如皮质类固醇和肿瘤化疗药物；患有精神疾患，不能正常沟通交流。

　　种植风险因素：放射线治疗后；严重糖尿病，特别是青少年糖尿病；出凝血机制障碍，如药物导致的抗凝机制下降；有规律地应用二磷酸盐化合物药物（短期口服除外）。

无牙颌种植义齿的分类

　　根据种植体的数目、位置、上部修复方式不同，在国内外文献与专业书籍中，无牙颌种植义齿有很多种分类方法和相应的专业名称。在本书中，根据义齿能否由使用者自行取戴，分为固定式种植全口义齿和可摘式种植全口义齿。

▊ 固定式种植全口义齿

修复体通过螺丝或黏接方式固定在种植体上，使用者不能自行取戴（图4-6）。固定式种植全口义齿类似于天然牙列，有很多优点，如稳定性好，咀嚼效率高，基托面积小，使用舒适，对种植体周围骨组织有良好的生理刺激作用，能够有效延缓牙槽骨进一步吸收。

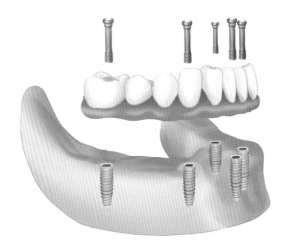

图4-6　固定式种植全口义齿示意

采用固定式种植全口义齿的修复方案，在骨内植入的种植体数目较多，上颌最少植入6颗种植体，下颌最少植入4颗种植体。植入较多的种植体数量，不仅费用昂贵，种植手术复杂程度也有所增加，故此对患者的手术耐受能力提出更高的要求。此外，由于固定式种植全口义齿无法从口内取出清理，清理维护相对难度大、要求高。

▊ 可摘式种植全口义齿

修复体利用类似于按扣或磁铁的部件以非固定方式连接在种植体上，

使用者可以自行取戴。与固定式种植全口义齿相比，可摘式种植全口义齿减少了种植体数量的要求，下颌最少 2 颗、上颌一般 4 颗即能满足修复需要。种植体数量的减少降低了对全身状况和口腔局部条件的要求，也减轻了患者的经济负担，推动了无牙颌种植修复的简单化和普及化。

当然，由于种植体数量的减少，固位与支持作用降低，义齿在舒适性、咀嚼效率等方面的应用效果与固定式种植全口义齿相比略有不足。此外，种植体与修复体活动连接的部件使用一段时间会发生磨损，导致固位作用下降，需要定期更换。

可摘式种植全口义齿根据种植体数量、分布的不同，分为黏膜支持式、混合支持式和种植体支持式 3 种。

（1）黏膜支持式种植全口义齿

黏膜支持式种植全口义齿仅植入 2 颗种植体，相互之间不连接。种植体一般分布在牙弓的前部，不能承担咬合支持作用，仅发挥固位作用（图 4-7）。由于咬合压力仍主要由后牙区牙槽嵴承担，与传统全口义齿类似，存在持续性骨吸收的问题。

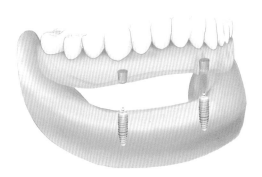

图 4-7　黏膜支持式种植全口义齿

（2）混合支持式种植全口义齿

混合支持式种植全口义齿植入 2 ～ 4 颗种植体，相互之间用杆连接，除发挥固位作用外，能承担部分咬合支持作用（图 4-8）。当由较少数量的种植体发挥支持作用时，种植体有可能因受力过大或受力方向不佳，发生松动脱落的情况。

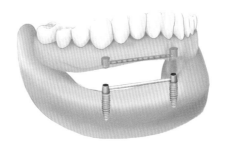

图 4-8　混合支持式种植全口义齿

（3）种植体支持式种植全口义齿

种植体支持式种植全口义齿需要 4 颗或 4 颗以上种植体，相互之间用杆连接，能够有效地承担咬合支持作用，咀嚼功能与固定式种植全口义齿类似（图 4-9）。

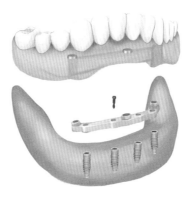

图 4-9　种植体支持式种植全口义齿

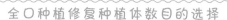

小贴士

全口种植修复种植体数目的选择

　　理论上讲，种植体数量越多，牙弓内分布越分散，修复效果越好。但牙列缺失后，并不需要在每个缺牙位置全部种上种植体。一般情况下，上颌植入 6～8 颗种植体，下颌植入 4～6 颗种植体，便可以实现非常理想的修复效果。

种植全口义齿的治疗流程

　　种植全口义齿的治疗流程，由不同的治疗阶段组成，每个阶段又包含多个治疗程序。与其他疾病的治疗和其他修复方式相比，流程复杂，周期漫长。

诊断与设计阶段

　　（1）首先对全身健康状况及口腔局部条件进行评估，主要包括：

　　询问病史：了解系统性疾病史、用药史、放疗史、过敏史、口腔不良习惯，并评估精神心理状况。

　　口腔专科检查：评估牙槽嵴条件、口腔黏膜条件、唾液量、修复空间、开口度、颞下颌关节及咀嚼肌是否存在功能紊乱。

　　实验室检查：检查血糖等生化指标、有无感染、出凝血情况等。

　　其他辅助检查：口腔 CT 评估种植区的骨质骨量，心电图评估种植手术有无诱发心脏病的风险。

（2）进行常规全口义齿修复。以修复为导向的种植治疗是目前公认的理念，在种植手术前需要制作一副能够正常行使基本功能的传统全口义齿，这是医生制订并与患者沟通治疗方案的基础。此外，在治疗过程中，作为临时修复暂时解决功能与外观的需求。

（3）基于上述结果，进行治疗方案的规划与设计，包括种植体的数量与分布、修复方式的选择、修复材料的选择、种植体与修复体的连接方式等内容。

▌治疗准备阶段

（1）患者调整个人全身健康状况，为迎接手术做好准备。

（2）医生准备手术所需的材料、器械、设备。种植全口义齿的不同治疗方案有很多个性化的需求，包括不同型号的种植体、基台、手术工具、植骨材料等，可能还需要定制数字化手术导板，并预先制作临时修复体。

▌种植外科阶段

（1）实施种植体植入手术。基本过程包括：消毒、黏膜切开翻瓣、牙槽骨修整、种植窝预备、种植体植入、缝合等。

（2）临时修复体制作。种植体植入完成后，调整原有全口义齿或重新制作临时修复体，满足种植体愈合阶段基本的功能与美学需求。

（3）术后常规抗感染治疗。由于口腔内本身存在很多细菌，种植手术无法避免污染，而且全口种植手术时间长，伤口暴露大，手术后需要进行抗感染治疗。

（4）拆线，调整临时修复体。术后1～2周拆除伤口的缝合线，并调整临时修复体，确保其不能影响种植体在骨内的结合。

种植修复阶段

种植体植入 3 ～ 6 个月，完成与颌骨的结合、能正常承担咬合力后进行修复。如种植体植入采用的是潜入式愈合方式，即牙龈缝合时将种植体埋在下方，不暴露在口内，需行二次手术将牙龈切开，使种植体暴露于口内，待牙龈愈合 1 周后再行修复治疗。

修复基本过程包括：制取印模、确定转移颌位关系、加工中心制作修复体、戴牙等。其中，根据修复体的类型，加工中心制作修复体需要 1 ～ 2 周时间。

种植维护阶段

维护是种植修复不可或缺的重要步骤，是保证种植义齿寿命的关键，要伴随种植义齿的终生。

修复完 1 周后、1 个月后，各进行一次复诊。

检查项目：患者自我感觉和满意度，咬合检查，口腔卫生检查，放射线检查。

处置项目：必要时拆卸修复体进行检查，咬合调整，牙周维护，口腔卫生宣教。如有必要，重新制作修复体。

修复完成 3 个月后、6 个月后、1 年后及以后每隔 1 年，进行一次复诊。

检查项目：患者自我感觉，口腔卫生检查，放射线检查。

处置项目：必要时拆卸修复体进行检查及牙周维护。如出现种植体骨吸收，分析原因并解决。如出现修复体与种植体连接部件磨损，需进行更换。

全口种植修复的并发症

全口种植修复包含多个治疗阶段，每个阶段又包含多个治疗程序，每个程序中又有诸多治疗内容，在每项治疗内容中应用的技术都会影响最终修复的功能与美学效果，也同样存在着风险、瑕疵，甚至失败。无论是患者的全身状态或局部条件，还是医生应用的材料与技术，各个方面均无法完全避免不理想治疗效果的出现。医患双方都应有清晰的认识，双方努力，规避风险，提升治疗效果。

全口种植修复的常见并发症有以下几种。

牙龈软组织炎症，一般由口腔卫生维护不良造成。

固位力减小或丧失，由连接部件（附着体）磨损导致。

修复体破损或折断，由修复体设计制作缺陷或咬合力过大导致。

种植体周围骨吸收，原因包括口腔卫生状况不良导致的种植体周围感染、修复设计方案不合理导致的过度负荷等。

种植修复完成后，必须按照要求的时间节点进行复查与维护，尽早发现问题，及时解决，避免出现更复杂、更难以处理的问题。

常见问题，疑问医答

全口义齿修复前，患者应该做哪些准备工作？

全口义齿修复前医生要对患者进行仔细的问诊和检查。

1. 刚拔完牙拟进行全口义齿修复的患者，要在最后一颗牙拔除约 2 个月后评估牙床的恢复情况，再进行修复。

2. 牙床上存在尖锐骨尖、明显骨突的患者及软组织增生、系带附着过低的患者，修复前需进行外科手术纠正上述问题，手术后 2 ～ 3 个月可考虑进行全口义齿修复。

3. 对于以前佩戴过全口义齿的患者，就诊时应携带旧义齿，方便医生对旧义齿进行检查分析，有利于戴用新义齿时获得良好修复效果。若旧义齿佩戴过程中已经引起黏膜破损，需停用旧义齿 1 周左右，待伤口愈合后再考虑重新修复。若旧义齿戴用过程中已引起义齿性口炎或黏膜增生，则需在口腔黏膜科或口腔颌面外科进行相关处理后再重新进行全口义齿修复。

为什么有的患者的全口义齿戴得很牢，而有的患者义齿很容易脱落？

全口义齿修复的效果与患者的口腔条件、饮食习惯、心理预期和全身状况等因素有关，具有一定的个体差异性。

■ 口腔条件

患者牙槽嵴丰满度、唾液质量、黏膜性质是影响全口义齿固位与稳定的主要因素。牙槽嵴越宽大，义齿基托与黏膜的接触面积越大，获得的"吸力"也就越大；牙槽嵴越高，义齿抵抗水平向脱位力的能力就越强，稳定性就越好。唾液黏稠、分泌量适宜的患者全口义齿修复时更容易获得良好的固位力。口腔黏膜弹性好、韧性强的患者，义齿与黏膜间更容易形成负压状态，义齿固位力更好。

■ 心理预期

对于首次进行全口义齿修复的患者，往往存在既担心、又充满憧憬的矛盾心理。制作全口义齿前，患者应适当调节自己的期望值，与医生取得良好的沟通和配合，这样会更容易接受义齿。对于已长期佩戴全口义齿的患者，他们已经掌握了全口义齿使用的技巧，神经、肌肉协调性好，相对容易获得良好的固位、稳定效果。但是，这部分患者因已经适应旧义齿的磨合习惯，常常存有"恋旧"情结，在新旧义齿交替过程中难以尽快适应新义齿。无论是首次戴用还是已长期戴用全口义齿，医生都应在术前与患者进行良好沟通，告知可能产生的问题和处理方法，医患协力取得良好修复效果。

■ 饮食习惯

由于全口义齿主要依靠大气负压和吸附力来固位，因此不建议做容易破坏全口义齿密封性的咬合动作。例如，直接用前牙啃咬食物，会导致义齿后部翘起，破坏边缘封闭，导致义齿脱落；过大的块状食物需要患者大张口咀嚼，唇颊肌的大幅度运动可能将义齿推落；过硬的或者黏性大的食物也容易造成义齿脱位。

有高血压、糖尿病能不能做全口种植？

高血压为种植治疗的相对禁忌证，种植手术之前会常规测量血压。轻度高血压，140～159/90～99 mmHg，可以行种植治疗。患者术前难免会精神紧张，血压一般还会升高，建议术前口服镇静药物。中度以上高血压，应先行降压治疗，将血压控制在正常或轻度范围内才可进行全口义齿种植手术。此外，含肾上腺素的局部麻醉药物可以升高血压，术中应尽量选用不含肾上腺素的局部麻醉药物。全口种植修复需要植入的种植体数量多，创口大，外科操作时间长，为减少术中出血、避免术后出血，对于血压控制的要求更为严格。

糖尿病为种植治疗的相对禁忌证。糖尿病患者种植术中有发生创口感染与愈合不良的风险，术后易发生种植体周围感染，存在骨结合不良的情况。目前，国内进行种植手术的基本条件是空腹血糖控制在正常范围内，全口种植比单颗种植术后并发症的概率更高，必须严格血糖的要求。一般情况下，诊断设计阶段会进行外周血的糖化血红蛋白检查，评估患者近来 8～12 周的整体血糖水平，作为是否采用种植修复的参考。

长期服用阿司匹林等药物能不能做种植全口义齿修复？

使用抗凝血或抗血栓药物，如阿司匹林、华法林等，对种植体的骨结合效果无明确影响，但存在种植术中或术后出血的风险。预防性低剂量使用阿司匹林（每天 1 片），在手术准备充分的条件下进行简单的单颗牙种植可以不停药。全口种植手术时间长、创口大，需要一定的停药周期，在凝血相关的实验室检查指标正常情况下才能进行种植手术。要注意，发生血栓的后果比缺失牙要严重得多，抗凝药物的停用或剂量调整，必须在内科医生的指导下进行。

广告里宣传的"3D 打印种植牙""数字化种植牙"可靠吗？

目前数字化设计与 3D 打印技术已普遍应用于种植修复的各个阶段中，种植治疗方案规划、种植外科手术导板和大多数修复体都是采用数字化设计与 3D 打印技术制作。一方面，需要认识到数字化与 3D 打印在种植修复领域已经是常规技术；另一方面，"3D 打印种植牙"并不能在口腔中直接"打印"出一副牙齿，这是需要经过治疗流程的。"3D 打印种植牙""数字化种植牙"仅仅是宣传的噱头，提醒大家擦亮双眼。

广告里宣传的即刻全口义齿修复是怎么回事？

在完成种植手术的当天就能戴上义齿、恢复外观并行使咀嚼功能，这个"即刻"指完成种植手术的当天，而不是初次就诊的当天。前文已介绍种植全口义齿的治疗流程，在种植外科阶段之前，需要经历诊断、设计和治疗准备阶段，短则 3 ～ 5 天，长也可能数周或数月，所以不可能在首次就诊当天完成修复。当然，在诊断与设计阶段，一般会制作一副传统全口义齿，临时解决患者的功能与外观需求。

此外，种植体植入的 3 ~ 6 个月是不能承担较大的咬合压力的，种植体植入后制作的即刻义齿是临时性修复体，使用与维护也有特别要求，不能完全达到正式修复体的外观与咀嚼功能的需求。

全口义齿养护常识

全口义齿戴牙后的注意事项有哪些？

全口义齿戴牙后，医生应指导患者戴牙，帮助患者尽快学习、适应全口义齿。患者应注意以下事项。

尽量多戴用义齿

患者初戴全口义齿，往往会有异物感、恶心、发音不清的问题。这些问题大部分都能在戴用一段时间后得到缓解。因此，患者应加强信心，尽量多戴用义齿，多练习使用。

改正不正确的咬合习惯

患者全口牙齿缺失后往往有下颌前伸或偏侧咀嚼的习惯，因此戴用全口义齿后有时难以咬到正确的正中颌位，而影响义齿的固位稳定和咀嚼效果。患者找不到正确颌位时，可尝试先做吞咽口水的动作，然后再咬合。

进食问题

初戴全口义齿，先从一些小块的、软的食物开始练习使用，细嚼慢咽，待适应后逐渐过渡到比较正常的饮食。避免用前牙啃咬食物，避免进食过硬、过黏食物，避免做大笑、大张口等夸张的表情、动作。

▊ 保护口腔健康

饭后应用软毛牙刷清洁义齿上存留的食物残渣，同时漱口。晚间，摘下义齿，让口内黏膜和牙床得到休息。

▊ 保护义齿

义齿不佩戴时浸泡于冷水中保存，不能干燥。可定期清洗浸泡义齿，维持义齿清洁。避免用酒精、盐水、酸碱溶液浸泡义齿。小心取戴、清洁义齿，避免摔落损伤。

▊ 义齿戴用不适要及时预约复诊

全口义齿戴牙后可能需要局部调磨，患者若发现明显不适，应及时与医生预约复诊，切忌自行调磨义齿。

📖 一副全口义齿能够使用多久？什么时候需要更换新的义齿？

全口义齿的平均使用时间多在 5 年左右。一方面，随着年龄增长和义齿的使用，牙床会不断萎缩，造成全口义齿基托与牙床不匹配，佩戴时出现松动、脱落；另一方面，长期使用义齿后，其表面不断被磨耗，咀嚼效率逐渐降低。若主要是牙床吸收引起的义齿易脱落问题，可考虑对义齿进行重衬，改善义齿与牙床的密合度。若重衬后仍不能解决义齿脱落问题，则需考虑重新制作全口义齿。若义齿长期使用，磨耗明显，导致人工牙咬合面完全变平，甚至面下 1/3 高度再次明显下降，呈现衰老面容，则需考虑重新制作全口义齿。

📖 无牙颌种植义齿的术后维护

种植体周围的软硬组织健康与修复体的长期稳定发挥功能，需要医患双方的共同努力，患者需要自我进行日常口腔卫生维护。

▎刷牙

每天至少早晚各刷牙 1 次，每次 3 ～ 5 分钟。建议选择软毛牙刷与低研磨度的牙膏，既可以避免刺激种植体周围的软组织袖口，又可以避免破坏种植基台和修复体的光滑表面，还可以减少菌斑堆积。

▎牙线与牙缝刷

在常规刷牙后可使用牙线与牙缝刷，每日 1 ～ 2 次，彻底清除刷牙后余留在修复体邻面、修复体与牙龈之间缝隙内的残余菌斑。根据间隙的大小，可以选择不同直径的牙线与牙缝隙刷头。

▎冲牙器

冲牙器又被称为水牙线，建议种植术后常规配备使用，每天冲洗 1 ～ 2 次。有研究报道，相比于传统牙线，使用冲牙器能有效改善牙龈出血和预防牙龈炎症。冲牙器还有特殊的喷头形态与角度设计，可以清洁传统方法清洁不到的部位。注意，接受种植术的患者需要选用非金属尖的喷头。

■ 抗菌药物

每日 0.1% ～ 0.2% 的葡萄糖酸氯己定含漱，每次 30 秒～ 1 分钟，能够有效抑制菌斑形成，且不会损伤种植体及修复体表面。含漱液可以配合牙刷使用，避免在修复体表面着色。

第五章
牙列伴颌骨缺损的修复

牙列伴颌骨缺损

牙列伴颌骨缺损的概念

　　牙列伴颌骨缺损是指各种先天性（主要为腭裂）和后天性（外伤、肿瘤切除）原因导致的颌骨（上颌骨、下颌骨）缺损，同时伴有颌骨上的多颗或单颗牙齿一同缺失（图 5-1～图 5-3）。

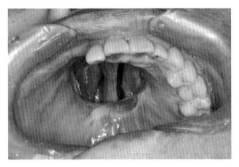

图 5-1　右侧上颌骨缺损，长在上颌骨的牙齿同时缺失，称之为有牙颌上颌骨缺损

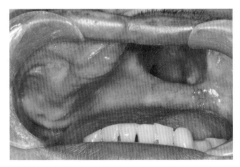

图 5-2　左侧上颌骨缺损，长在上颌骨的所有牙齿都缺失，称之为无牙颌上颌骨缺损

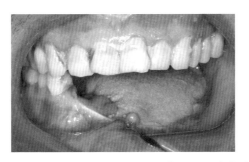

图 5-3　左侧下颌骨缺损，长在下颌骨的牙齿同时缺失，称之为无牙颌下颌骨缺损

牙列伴颌骨缺损修复方法的选择

　　部分牙列伴颌骨缺损患者可以通过外科方法，如植骨、植皮等进行修复。但这种方法需要从患者身体其他部位（如髂骨、腓骨）取骨或软组织，会造成额外创伤。另外，由于大部分颌面部肿瘤患者需要术前或术后放疗，放疗射线对颌骨的损伤导致不宜再行外科组织移植的方法来修复重建牙列伴颌骨缺损。所以，大部分牙列伴颌骨缺损患者需采用制作赝复体的方法进行修复。

赝复体

赝复体的概念及其功能

　　赝复体是用人工材料制作的能同时修复牙列缺损和颌骨缺损的假体（图 5-4 ～图 5-6）。由于缺少了颌骨、牙槽骨的支撑，采用常规赝复体修复后，颌骨缺损侧咀嚼功能恢复稍差，一般不建议用颌骨缺损侧咀嚼食物，特别是较硬、较韧的食物。

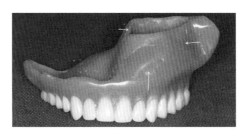

伸入到缺损腔，用以修复颌骨缺损的部分常称为阻塞器（箭头所示），其与恢复牙槽骨及牙列缺损部分一起称为赝复体。

图 5-4　无牙颌上颌骨缺损赝复体

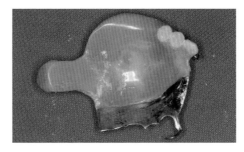

颌面观，利用金属卡环卡在健康余留牙上，以防止赝复体松动、脱落。

图 5-5　有牙殆上颌骨缺损赝复体

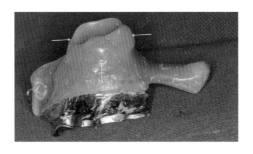

组织面观，伸入到缺损腔，用以修复颌骨缺损的部分为阻塞器。

图 5-6　有牙颌上颌骨缺损赝复体

上颌赝复体的主要功能包括 3 种：其一，恢复发音，针对非先天性上颌骨缺损（腭裂）患者，赝复体修复后，语音基本恢复至缺损前 80% ～ 90%，部分患者可完全恢复；其二，赝复体可以解决部分患者吃饭时鼻子漏饭问题 [1]，但由于每位患者缺损的大小、形态及缺损腔周围余留组织等情况各不相同，赝复体修复后，有些患者在吃饭、喝水时可能还会存在轻度的鼻子渗漏现象；其三，关于利用赝复体恢复美观问题，需根据不同缺损情况进行评估。如术后患者面颊部、上唇未出现塌陷、挛缩，利用赝复体能够恢复缺损的牙列，就能在一定程度上恢复美观。但如果已经形成面颊部、上唇的塌陷、挛缩，创口区伴有瘢痕生成，单纯依靠赝复体不能支撑起面型，同时也不能较好地恢复美观。常规下颌赝复体，除特殊的翼状导板、颊侧阻塞器等外，类似于可摘义齿。但由于下颌牙槽骨缺损的同时，原有的较韧、耐磨、耐压的牙龈也一同缺损了（图 5-7、图 5-8），新生的黏膜 [2] 不能承受咀嚼压力、不耐磨、受压易疼痛，故常规下颌赝复体修复后仍不能用缺损侧咀嚼质地较硬、较韧的食物。

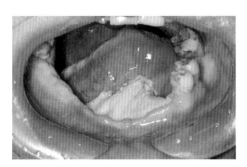

图 5-7　下颌牙列伴牙槽骨缺损，该区域新生黏膜为非角化黏膜，不耐压、不耐磨

---

[1] 鼻子漏饭，一般为进食反流病。
[2] 此时新生的黏膜为非角化黏膜。

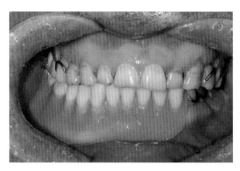

图 5-8　常规下颌赝复体修复，但不能咀嚼质地较硬、较韧的食物

如果想用缺损侧基本正常地咀嚼食物，则必须借助种植的方式，或者先利用植骨恢复缺损的颌骨或牙槽骨，然后再进行种植。利用种植体为赝复体提供支撑，对抗咀嚼时产生的压力，才可能使用缺损侧咀嚼食物。

📖 赝复体的分类

根据制作赝复体时使用材料及治疗过程的不同，可分为树脂赝复体（图 5-4）和金属支架赝复体（图 5-5、图 5-6）。金属支架赝复体多使用纯钛支架。树脂赝复体由口腔义齿基托树脂和人造牙组成，只有提供支持的支托、提供固位稳定的卡环为金属材料。金属支架赝复体多用于有牙颌的牙列伴牙槽骨缺损患者，余留牙及上颌骨侧为金属支架、牙槽骨缺损侧为树脂材料，同时采用人工牙恢复缺损的牙列。一般钛金属支架赝复体较纯树脂赝复体轻薄、舒适，但制作过程稍复杂，患者就诊次数稍多，费用稍高。

赝复体修复注意事项

▌赝复体修复前的综合会诊

后期预计行赝复体修复的患者，如果要在病情允许的情况下使修复效果达到最佳，则必须在术前综合会诊，特别是由赝复专科医生参与术前讨论。如有些残根需要术中拔除，因一旦术后进行放疗（如部分颌面肿瘤切除患者），外科医生为避免出现骨坏死而不愿拔除残根，但残根的存在会对赝复治疗造成困难。

▌临时赝复体的制作

颌骨切除患者，常规术中会以碘仿纱布包填塞缺损腔。为了解决拆除碘仿加压包后患者的说话、进食等生活问题，可考虑术前制作腭护板，术后及时改制成临时赝复体。也可术后拆除碘仿加压包后制取印模，由技师弯制卡环后，利用自凝或热凝树脂制作即刻临时赝复体。在戴用过程中，因为患者创口不停地收缩、变形，导致临时赝复体需要多次调整，所以进行临时赝复体修复的患者，需具备能够多次来医院复诊调整临时赝复体的条件，或在当地能联系到相关专业医生为其调整临时赝复体。

▌赝复体修复时间

因肿瘤切除导致的牙列伴颌骨缺损术后不需要放疗，外伤患者一般在术后 2～3 个月进行正式赝复体的制作。因此时缺损腔基本定形不再变化或变化很小，制作的赝复体与缺损腔匹配较好。如患者需要进行术后放疗，一般需要放疗结束后 2～3 个月进行正式赝复体的制作。因放疗会导致口内、面颊部组织水肿，甚至大面积溃疡，赝复体制作必须在水肿彻底消退后进行才能与缺损腔比较匹配。在放疗后期，佩戴临时赝复体患者常因口内大范围溃疡和水肿、疼痛导致赝复体不能正常佩戴。

▌赝复体术后及时、正确地进行张口训练

请在医生的指导下进行张口训练。

一般在术后第二天或无活动性出血后，即可以开始张口训练。张口训练时手术侧会疼痛，需忍耐且坚持张口训练。因一旦出现张口受限，将很难进行赝复印模的制取，其他相关口腔治疗也很难实现或无法较理想地进行，因为口腔医生的操作均需相关器械能顺利进出口腔才能开展。张口训练时，需要利用余留侧上、下颌牙列支撑开口器，不能只用前牙或某 2 颗上、下颌牙支撑开口器，否则会导致前牙松动，向前飘出。

📖 赝复体修复前准备

▌检查、了解全身情况

判断颌骨缺损的病因是先天性的、外伤性的，还是肿瘤术后的。判断肿瘤是良性的、低度恶性的还是高度恶性的，有无复发趋势等。了解手术时间、放疗时间等，确定患者是否能进行正式赝复体修复。了解患者系统性疾病情况，如心脏病、血液病、糖尿病、高血压、肾病、代谢障碍等疾患，根据不同情况判断是否可以采用种植式修复体。观察患者的全身健康状况、精神状况能否接受赝复体整个治疗周期。

▋口腔颌面部检查及准备

是否存在张口受限，如存在，则需患者进行张口训练，张口度能进行顺利印模制取后再行修复。口裂有无缩小，唇、颊部的弹性如何，对取模和修复体的摘戴有无影响，以确定是否需行瘢痕切除术或口裂扩大术。

▋余留牙的检查与治疗

有无残根、龋齿、错位牙、伸长牙及松动牙。由于颌骨缺损后修复体的固位稳定要较常规牙列缺损更加困难，所以尽可能地保留和治疗余留牙及残根。龋齿应在修复前进行充填治疗，必要时施行根管治疗加人造冠保护。

▋预计种植患者检查

部分患者，如放疗患者能接受种植修复余留牙列缺损，或无牙颌颌骨缺损患者能接受在余留牙槽骨侧先进行种植修复，则需拍摄必要的 X 线片或制作放射导板后进行 X 线检查，以确定余留牙槽骨是否适合种植体植入。

赝复体修复牙列伴颌骨缺损的不足

▋单纯依靠赝复体不能支撑面颊部、上唇塌陷、挛缩，不能完全恢复外观

很多患者、医生存在一个误区，认为能通过赝复体支撑起已经塌陷、挛缩的面颊部，进而恢复牙列伴颌骨缺损前的面型和外观。针对已经在口内形成瘢痕，因瘢痕牵拉导致的面颊部塌陷、挛缩，单纯依靠赝复体是不

能恢复其面型的。恢复面型必须依靠外科手术松解、切除瘢痕，植皮后再施行赝复体修复，才可能在一定程度上恢复面型。对于某些大范围的牙列伴颌骨缺损（如已经缺损至眶底、颧骨、颧弓等），即使通过植骨、植皮等操作，也未必能完全恢复面型。

▌即使采用临时赝复体修复，也不能预防部分患者的面部塌陷、挛缩

特别是当缺损范围较大，涉及眶底、颧骨、颧弓时（图 5-9、图 5-10），如果不采用植皮或肌皮瓣进行创面覆盖，即使术后及时做了临时赝复体，也不能阻挡瘢痕牵拉导致的面颊部塌陷、上唇挛缩等面部变形现象，仍然会对美观造成一定的影响。

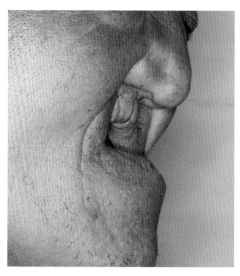

图 5-9　牙列伴上颌骨前部缺损，上唇严重塌陷，向上、向后挛缩

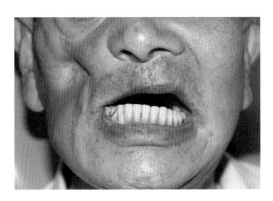

图 5-10　牙列伴上颌骨右侧缺损，范围较大，右侧面颊部及上唇
严重塌陷，向上、向后挛缩

▌常规赝复体尚不能良好地恢复咀嚼功能

由于缺损侧没有了牙槽骨的支持，在用缺损侧咀嚼食物时，赝复体会随着咀嚼压力上下活动，就像脚踩到棉花上一样，没有足够的力量，不能很好地咀嚼食物。同时，赝复体上下活动时对放置赝复体挂钩的牙齿产生摇晃力量，易导致其松动甚至脱落。所以，如果想要良好地恢复咀嚼功能，就需要通过种植或植骨后种植的方法，在缺损侧重新建立硬性的支持结构。

赝复体戴用时的注意事项

▌适应异物感

首次戴入赝复体时，因为口内多了很多的部件，部分患者会产生较为强烈的异物感，甚至无法戴入。这需要患者自己适应，医生也可根据修复缺损的需要，将赝复体适当减小，但不能过度减小，以免对发音、进食造成影响。

■ 短期内会有语言含糊不清的可能

因为赝复体的戴入，导致口腔空间发生了较大的改变，舌体的运动受到很大阻碍，导致初戴赝复体时，患者会出现"大舌头""舌头不打弯儿""不会吃饭"等感觉。多数患者需要适应1～2周，等舌头适应了新的口腔空间，语言含糊不清等现象自然会消除。但如果鼻音仍较重，需要由医生评估是否能通过调整赝复体进行解决。

■ 初戴赝复体吃饭、喝水时要小口

初戴赝复体时务必小口吃饭，特别是食用稀饭、汤和水时，要小口喝、慢慢咽，这是因为赝复体和缺损腔周围的软组织是接触关系，而不是长在一起，当缺损腔周围与赝复体接触的软组织活动幅度较大时，赝复体与周围软组织之间就会出现小的缝隙，食物就会进入该缝隙，造成食物存留在赝复体上，食物甚至有可能因此进入鼻腔，导致质地较稀的汤、稀饭、水等从鼻孔流出。

■ 赝复体清洁与保存

每次饭后需摘下赝复体进行清洗，清洗赝复体上残留的食物，清洁口腔内残留的食物，要始终保持赝复体和口腔的清洁。

赝复体保存须谨慎，建议睡前摘下赝复体，将其泡入冷水中保存。有些患者和家属认为热水能消毒，将其泡入热水，这是错误的，会导致赝复体变形。变形对赝复体的影响较大，即使是轻微变形，也会导致不能顺利戴入，即使勉强戴入也会影响效果，故不可将赝复体长时间敞放在空气中。平时注意不要碰摔赝复体，否则也会引起变形、折裂等。

▌定期复诊，由医生进行专业检查

患者自觉赝复体或余留牙齿、缺损腔内有不适感时，要及时进行复诊检查。

赝复体修复后6～12个月进行复诊检查。医生会查看赝复体的稳定性、余留牙是否有龋齿等，以便及时发现，及时治疗。

常见问题，疑问医答

📖 手术完成后，什么时候可以制作正式赝复体？

如因肿瘤、囊肿等进行颌骨切除，根据术后是否需要进行放疗，制作正式赝复体的时间不同。如不需要进行放疗，一般术后2～3个月，待伤口基本稳定，水肿完全消除后就可以进行正式赝复体修复。制作赝复体前，根据余留牙的健康状况，有可能需要对余留牙进行必要的治疗，如龋齿充填、根管治疗、牙冠修复等。如术后需要进行放疗，则需等待放疗结束后2～3个月再行赝复体修复，此时因放疗导致的水肿、溃疡才能基本消退、缓解。

📖 术后及时制作临时赝复体，是否能完全防止面部塌陷、嘴唇挛缩等情况？

肿瘤切除后在前庭沟切口、缺损侧面、口内面都会有瘢痕生成，赝复体不能阻止瘢痕形成导致的面部、上唇塌陷、挛缩。术后制作临时赝复体，瘢痕一旦开始形成，面部、上唇开始挛缩，就会与赝复体不相匹配，赝复体有可能戴不进去，或者能戴进去，但会磨得疼痛。此时需要医生调磨赝复体，调磨越多，赝复体越小，面部、上唇也就跟着塌陷、挛缩。

临时赝复体的"临时"是针对患者而言，是因为伤口未稳定、处在不停地变化中，需要根据这些变化反复地调磨赝复体，最终有可能导致临时赝复体不能再继续使用。

颌骨切除后，如何最大程度地防止面部塌陷、挛缩？

首先由外科医生在术中使用中厚甚至全厚皮瓣（或肌皮瓣）对创面进行覆盖，特别是前庭沟切口、颊侧创面部分，再辅以临时赝复体的佩戴，才有可能最大程度地防止面部、上唇出现塌陷、挛缩。但每个人的体质不一样，如属于瘢痕体质的患者，不论怎样都会有瘢痕生成，即使术中植皮、术后及时制作临时赝复体，仍可能会出现面部、上唇塌陷的现象，当然，植皮比不植皮的症状程度轻。如患者对面型要求较高，可考虑后期整形以逐步解决面部、上唇塌陷问题。

赝复体修复后能否用缺损侧正常咀嚼食物？

赝复体的主要功能是恢复语音、防止吃饭时汤水流入鼻腔。赝复体修复后不建议用缺损侧咀嚼食物，因为缺损侧颌骨、牙槽骨均被切除，缺少硬性支持结构，当用缺损侧咀嚼食物时，赝复体就会顺着咀嚼力量上下翘动，这种翘动会对放置赝复体挂钩的余留牙造成很大损伤，严重者会导致其过早松动、脱落，赝复体挂钩也会较早折断。

没有余留牙了，还能制作赝复体吗？

赝复体比常规可摘局部义齿大且重得多，如果没有余留牙为赝复体提供放置卡环的位置，赝复体将很难戴得住，一张嘴就有可能脱落。此时，有两种解决办法。

▍使用义齿粘接剂

没有创伤，只需要定期购买义齿粘接剂即可，但效果相对不如利用种植为赝复体提供固位可靠。

▍考虑种植

即在余留牙槽骨、颧骨等能利用的缺损周围骨上植入种植体，利用种植体设计杆卡结构、磁吸结构等，为赝复体提供固位稳定。效果相对可靠，但治疗过程复杂，费用也较高，如患者患有口腔颌面肿瘤，会受是否接受放疗的限制。

一般情况下赝复体能用多长时间？

如不出现肿瘤复发、赝复体没有人为损坏、余留牙特别是放置赝复体卡环的余留牙等不出现问题的话，赝复体正常使用 5～6 年。但因赝复体较重，在使用过程中活动度比常规可摘局部义齿大，所以更容易出现卡环折断等问题，此时就需要及时更换。

赝复体制作完成后，需不需要定期复查？

需要复查。建议半年到 1 年进行复查。

肿瘤切除后，本身就需要进行定期复查。赝复体在使用过程中难免会出现松动、余留牙龋齿、牙周疾病等问题，及时复查便于医生发现问题。放疗经常会导致余留牙广泛龋坏，需要定期复查，及时发现，及时处理。

能否用软的硅胶材料制作赝复体？

在口内一般不建议使用硅橡胶材料制作赝复体。硅橡胶材料比树脂材料软，硅橡胶内的微小空隙要比树脂多得多，容易吸水，就像海绵一样。一旦吸水，就容易滋生细菌、发臭，长时间在口内戴用容易引起黏膜炎症等问题。

赝复体养护常识

医护人员、家属要给患者以积极、乐观的心理开导

即将或刚刚接受手术的患者心理压力较大，有些人甚至会产生轻生

想法，医务人员、家属要特别重视对其积极向上、阳光、乐观心理的培养，做好心理情绪的疏导。

采用群体解释的方式，反复为患者解释，接受这类手术的不止一人，有很多患者都会有类似情况，有些患者的情况还要更严重，甚至可以和全身性疾病（糖尿病、脑出血等）比较一下，不要陷入"只有我得这种病"的怪圈。

采取减轻他人注视的方式，很多患者认为自己做完手术，就要接受他人异样的眼光，因此产生自卑心理。其实想想，他人有那么关注自己吗？最常见的想法就是"这个人可能做手术或有外伤"，关注时间不会超过2分钟。不要活在别人的目光里，徒增烦恼和压力。

赝复体清洁、保存与口内缺损创口的维护

由于戴用赝复体较常规可摘活动义齿重且在口内活动度大，更容易残留食物残渣，所以每次吃完饭都应摘下清洗，而不是每天摘下清洗一次。同时要清洁口内缺损创口内残留的食物。因睡觉、摘戴疼痛等暂时不戴赝复体时，要将其泡入冷水中，使用一般的自来水即可。为进一步防止赝复体上的细菌滋生，可在浸泡赝复体时加入义齿清洁片。创口内的分泌物（一般为黄色结痂）要每天清除，可用棉签擦除，结痂较硬时，可用棉签蘸水后浸泡结痂，待其变软后清除，以保持创面清洁。

定期复诊赝复体、余留牙及创口健康状况

在使用赝复体的过程中，如自觉赝复体或余留牙、缺损腔内有不适，要及时进行复诊检查。赝复体修复后 6 ～ 12 个月进行复诊检查，查看赝复体的稳定性、余留牙是否有龋齿等，以便及时发现，及时治疗。创口的健康状况、是否存在复发趋势等也需要定期由医生进行检查，以便于早发现、早治疗。